Shraddha Jambhe
Santosh Dixit
Varun Deshpande

Desenho de sorrisos

Shraddha Jambhe
Santosh Dixit
Varun Deshpande

Desenho de sorrisos

Do conceito à criação

ScienciaScripts

Índice

PREFÁCIO

A prostodontia fixa é a arte e a ciência de restaurar dentes danificados com restaurações de metal fundido, metalo-cerâmica ou totalmente em cerâmica; e de substituir dentes em falta por próteses fixas. O tratamento bem sucedido de um paciente através da prostodontia fixa requer uma combinação cuidadosa de muitos aspectos do tratamento dentário: educação do paciente e prevenção de outras doenças dentárias, diagnóstico sólido, terapia periodontal, competências operatórias, considerações oclusais e, por vezes, colocação de próteses totais ou parciais removíveis e endodontia.

As restaurações neste campo da medicina dentária podem ser o melhor serviço prestado aos pacientes dentários ou o pior. O caminho a seguir depende do conhecimento de princípios biológicos, mecânicos e estéticos sólidos, das competências para implementar o plano de tratamento e do olhar crítico e do discernimento para avaliar os pormenores.

Tal como em todos os campos das artes curativas nos últimos anos, também nesta área da medicina dentária se registou uma enorme mudança. Tem havido uma maior ênfase nas necessidades estéticas e nos procedimentos de restauração.

Para fornecer a base necessária para a formulação de juízos racionais no ambiente clínico, os capítulos que tratam dos fundamentos, componentes e princípios da análise e conceção do sorriso. O diagnóstico e o planeamento do tratamento foram incluídos juntamente com representações pictóricas de vários casos que expressam diferentes opções de tratamento em prótese fixa.

Assim, foi feita uma tentativa de fornecer uma sólida base de trabalho nas várias facetas relacionadas com o desenho do sorriso em prótese fixa.

<u>INTRODUÇÃO</u>

A ideia de design do sorriso surgiu há cerca de um século para responder às exigências estéticas do sorriso e de todo o rosto. Para conseguir uma composição facial harmoniosa e integrada na personalidade do paciente, é necessário o conhecimento dos componentes dento-faciais e a capacidade de maximizar o potencial estético de cada rosto. [1]

A capacidade de uma pessoa para exprimir uma série de emoções através da estrutura e do movimento dos dentes e dos lábios é conhecida como Sorriso,[2] por outras palavras, como corretamente citado -

"O sorriso é uma curva simples que pode pôr tudo em ordem"

O sorriso de uma pessoa influencia substancialmente a sua beleza e atração facial. Quando um sorriso é cativante e atrativo para os espectadores, não só beneficia a pessoa que sorri, como também serve como uma ferramenta eficaz de persuasão.[3] A ideia de beleza sempre foi ilusória e dinâmica, mudando com os povos, as culturas e os períodos históricos. A definição de beleza, segundo o Dicionário Oxford, é aquela que "dá o mais alto grau de prazer aos sentidos ou à mente e sugere que o objeto de deleite se aproxima da conceção de um ideal". Mas no nosso entusiasmo para quantificar a beleza e interpretá-la cientificamente esquecemo-nos, como afirma *Hegel*

"A beleza, enquanto substância da imaginação, não pode ser uma ciência exacta".

Embora a impressão de beleza tenha um atrativo global, em última análise depende da cultura, raça, sexo e preferências pessoais do observador.[4] É preciso estar ciente e compreender o facto de que a beleza é uma experiência pessoal; o que uma pessoa considera belo pode não ser o mesmo para outra. O mesmo se aplica à medicina dentária. Na perspetiva dentária, esta beleza na natureza é quantificada através da melhoria da estética de um sorriso e tornando-o o foco do rosto através de várias modalidades de tratamento que estão englobadas num processo chamado **Smile Designing**.

Assim, o design do sorriso refere-se aos muitos princípios científicos e artísticos que, quando considerados coletivamente, podem criar um sorriso bonito.

É necessária uma compreensão mais profunda dos conceitos estéticos à medida que a procura de procedimentos dentários cosméticos se expande. Os sorrisos bonitos foram sujeitos a estudos científicos, que produziram princípios repetíveis e imparciais que podem ser utilizados para avaliar e melhorar a estética dentária.

Há mais de 4000 anos que os dentistas efectuam procedimentos cosméticos reconhecíveis. A história tem sublinhado frequentemente a necessidade de substituir os dentes em falta[2] . As civilizações compreenderam ao longo dos tempos

A história da medicina dentária mostra que as suas realizações nos campos da medicina dentária restauradora e estética eram indicativas da sua perícia em ciência, arte, comércio e indústria. Os métodos estéticos da medicina dentária de restauração sofreram uma enorme transformação nos últimos trinta anos, passando de desenhos de preparação de coberturas parciais estéticas e pônticos de dentes de dentadura para acrílico e, eventualmente, revestimento de metal em porcelana.

O aparecimento de materiais de restauração com a cor dos dentes, seguido do cerco de novos procedimentos possibilitados pela capacidade de "unir" vários substratos, resultou no estabelecimento da medicina dentária estética. A necessidade de perfeição estética aumentou juntamente com a consciencialização dos pacientes para as nossas capacidades de proporcionar uma medicina dentária estética. Como resultado, há um enorme aumento na procura de serviços associados à estética. Atualmente, as pessoas não se contentam com nada menos do que o melhor. Como resultado, a maioria dos dentistas atualmente trata os pacientes com requisitos estéticos rigorosos, independentemente do local onde exercem a sua profissão. Por este motivo, o design do sorriso é atualmente uma opção terapêutica prática e popular. Um dentista em atividade deve conhecer alguns conceitos gerais sobre o significado psicológico da boca do paciente. Ele ou ela deve estar familiarizado com certas considerações básicas que se aplicam ao tratamento estético e deve estar ciente dos problemas que esse tratamento pode provocar ou agravar no paciente.

A literatura disponível está repleta de referências sobre o tema da estética e do design do sorriso. É um desafio formidável para cada um de nós na profissão simplificar toda a informação e ser capaz de a aplicar numa perspetiva clínica. O dentista estético terá de ter um sentido estético apurado através de uma formação extensiva e experiência prática. O dentista terá de adquirir competências utilizando os materiais mais recentes que produzem uma boa estética, ganhar eficiência no seu manuseamento e desenvolver conhecimentos, precisão e boa técnica para as várias modalidades de tratamento estético. Terá também de se tornar hábil no diagnóstico de factores críticos e na formulação de um plano de tratamento eficaz, económico e altamente antecipado. Numa perspetiva estética, a capacidade de "começar com o fim em mente" e visualizar o produto final mesmo antes de começar será essencial.

O objetivo desta monografia é compreender melhor os princípios fundamentais do design do sorriso em relação às várias modalidades de tratamento protético fixo que podem contribuir para um crescimento pessoal significativo e para a expansão de um simples dentista que restaura a dentição doente para um Dentista Estético que dá à boca uma personalidade e aumenta a autoestima dos pacientes.

REVISÃO DA LITERATURA

Tentativa do homem primitivo de embelezamento estético da dentição:

Platão (427-347 a.C.) discutiu as suas "Formas", postulando que todos os objectos têm uma "forma ou estrutura ideal". Em particular, ensinou que estas "Formas" eram objectos puros ou perfeitos de conhecimento matemático ou outro conhecimento concetual. Considerava que estas formas "puras" existiam apenas no domínio do conhecimento e nunca na realidade da existência humana quotidiana. As coisas individuais no domínio da aparência são belas apenas na medida em que participam, se correlacionam ou se aproximam em estrutura destas "Formas" universais de Beleza.[1]

Karl Jung (1875-1961) levou mais longe o conceito das "Formas" de Platão e apresentou a sua própria Teoria dos Arquétipos. Segundo ele, um Arquétipo é "uma ideia inconsciente, um padrão de pensamento, uma imagem, etc., herdado dos antepassados da raça e universalmente presente nas psiques individuais".

Em termos mais simples, poderíamos basicamente referir-nos a um arquétipo como um "instinto". Isto é, na sua essência, uma ideia instintiva, um padrão de pensamento, uma imagem, etc., herdada dos antepassados da raça e universalmente presente nas psiques individuais.[1]

Anderson JN (1965), no seu artigo "The value of teeth", referiu que no cemitério de El Gigel, situado nas imediações das grandes pirâmides egípcias, foram encontrados dois molares rodeados de fio de ouro. Aparentemente, tratava-se de um dispositivo protésico.[8]

Os autores Ai S e Ishikawa T (1965) descreveram o costume tradicional de colorir os dentes no Japão. Este costume japonês de coloração decorativa dos dentes chamava-se "Ohaguro" e tem as suas menções em documentos com 4000 anos. Descrito como um tratamento puramente cosmético, o procedimento tinha o seu próprio conjunto de utensílios, mantidos como um kit cosmético. O principal resultado do processo era uma mancha castanha escura ou preta nos dentes. Estudos sugerem que também pode ter tido um efeito preventivo das cáries.[9]

No auge da civilização Maia, desenvolveu-se um sistema de decoração dentária em que alguns dentes eram limados em formas complicadas e outros eram decorados com incrustações de jadeíte. Estes procedimentos dentários eram puramente cosméticos e não restaurativos. O facto de os antigos japoneses exibirem orgulhosamente dentes pretos e de os maias exibirem um sorriso cravejado de jadeíte testemunha um desejo aparentemente profundo de decorar o corpo. Embora a intenção destas tentativas antigas de dentisteria cosmética fosse estritamente ornamental, havia por vezes efeitos secundários benéficos, como a possível consequência preventiva de cáries do ohaguro. Mais frequentemente, porém, os efeitos secundários eram prejudiciais. [2]

Guerini V (1969), no seu artigo "A history of dentistry from the most ancient times until the end of the eighteenth century" (Uma história da medicina dentária desde os tempos mais remotos até ao final do século XVIII), mencionou várias evidências históricas que traçam as culturas antigas preocupadas com a alteração cosmética dos dentes, incluindo os etruscos, que eram bem versados na utilização de dentes humanos ou dentes esculpidos a partir de dentes de animais para restaurar a dentição em falta.[10]

Os sorrisos são evidenciados já *em 3000 a.C..* Um sorriso no rosto de uma estátua de um dos primeiros reis de Abab é registado na arte da Suméria. Aboucaya WA (1973), na sua tese "O sorriso dento-labial e a beleza do rosto", observou que o sorriso estava ausente ou era pouco marcado nas obras de arte primitivas e, quando presente, era quase sempre labial.[11]

[th]Nas primeiras décadas do século XX, o sorriso dento-labial, em que os dentes são vistos atrás dos lábios, começou a surgir. Este facto é atribuído a uma maior ênfase na consciência do corpo e na arte da cosmética, devido à evolução da vida social e à mudança de hábitos e costumes. Os dentes começaram a desempenhar um papel cada vez mais importante à medida que se prestava mais atenção ao rosto, que exibia expressões mais abertas e sem restrições. A consequente ênfase

no tratamento e cuidados dentários criou também um interesse na melhoria da estética do sorriso.

A proporção áurea foi formulada como um dos elementos de Euclides. Euclides II mostrou como dividir uma linha reta através da proporção áurea, e Kelper chamou-lhe "proporção divina".

Foi amplamente utilizada na arquitetura grega e tem sido utilizada na arte ao longo dos tempos. Foi descrita e estudada por muitos artistas, cientistas, matemáticos e filósofos famosos. Também La Corbusier desenvolveu uma escala, a modular, baseada nas secções douradas do corpo humano.[12]

Levin EI (1978), em "Dental esthetics and the golden proportion" (Estética dentária e proporção áurea), mencionou que, em 1500, o nome da "Proporção Áurea" era "Proporções Divinas". Durante esta época, foram os artistas que utilizaram a proporção áurea nas suas obras. Luca Pacioli, na sua dissertação "De Divina Proportione", faz aquela que é provavelmente a primeira referência literária à proporção divina (em 1509). Acredita-se que Leonardo da Vinci terá sido a primeira pessoa a chamar-lhe "sectio aurea", que é o nome latino para a "Proporção Áurea", o nome contemporâneo.[12]

Levin mencionou que vários dentistas também escreveram sobre a Proporção Áurea. Em 1973, Lombardi escreveu um artigo abrangente sobre estética. Levin foi uma das primeiras pessoas a escrever sobre a Proporção Áurea e a relacioná-la com a medicina dentária. No seu artigo 'Dental esthetics and the golden proportion' (1978), ele enfatiza a "naturalidade" da proporção divina, mostrando exemplos de como os artistas e designers utilizaram o valor e demonstra o valor em sistemas naturais. Em seguida, sugere uma possível implementação na estética dentária para criar uma "harmonia natural" [12]. Afirmou também que as caraterísticas dentofaciais que podemos determinar a partir da proporção áurea incluem a largura de ambos os centros em relação à altura dos centros e, em seguida, medindo os rácios de altura e largura, foi determinado que 78% é o ideal.
[12]

Rickets RM (1981) afirmou que a proporção áurea existe desde antes da construção do Parthenon na Grécia antiga. A proporção áurea é o princípio-chave encontrado na natureza, arte e arquitetura e é a base da teoria moderna da estética dentofacial e está relacionada com os princípios da cefalometria e antropometria.

Com base nos princípios do rácio de 1,618:1, este rácio é considerado o mais agradável para os rectângulos encontrados na natureza e transferido para objectos feitos pelo homem.[13]

Tjan (1984) estudou a estética do sorriso como um todo, realizando um inquérito sobre as caraterísticas de um sorriso aberto com 454 fotografias de rosto inteiro de estudantes de medicina dentária e higiene dentária selecionados aleatoriamente. Os resultados mostraram que um sorriso médio exibe aproximadamente o comprimento total dos dentes anteriores superiores, tem a curva incisal dos dentes paralela à curvatura interna do lábio inferior, tem a curva incisal dos dentes anteriores superiores a tocar ligeiramente ou a faltar ligeiramente no lábio inferior e exibe os seis dentes anteriores superiores e os pré-molares.

Afirma ainda que a consideração das caraterísticas pode ser útil para melhorar a estética das restaurações. [14]

Gillen RJ (1994) no seu "Analysis of selected normative tooth proportions" estudou a posição e as proporções dos dentes e verificou que os valores dentro do intervalo descrito por outros autores como Ward eram verdadeiros, "independentemente do género ou raça". Foi visto que certas 'regras' ou intervalos de números podem ser demonstrados num sorriso com dentes esteticamente agradáveis.[15]

Singer BA (1994) introduziu na literatura uma estrutura para a compreensão dos princípios artísticos no que diz respeito à dentisteria cosmética clínica, ou seja, moldar os dentes e criar ilusões.[16]

Messing MG (1995) concluiu que um tratamento dentário cosmético bem sucedido é simultaneamente funcional e estético. Requer a avaliação das expectativas do paciente, o diagnóstico de problemas pré-existentes e o planeamento cuidadoso do tratamento para eliminar ou controlar as causas das condições existentes. A utilização de moldes de diagnóstico montados e de um enceramento de diagnóstico permite a visualização do resultado esperado. As restaurações provisórias oferecem um "ensaio geral" para pré-visualizar os resultados funcionais e estéticos antes da conclusão das restaurações definitivas. O termo "arquitetura do sorriso" é utilizado para descrever o processo que orienta o paciente e o dentista desde a queixa inicial até à aceitação final do caso.[17]

Dorfman WM (1995) afirmou que, embora muitos pacientes possam simplesmente deixá-lo escolher um estilo de sorriso para eles, depois de o selecionar, mostre-o para aprovação. Como diz Jennifer de St. Georges, "Informe antes de atuar. Sem surpresas!" Por outro lado, quando os pacientes oferecem descrições verbais de como querem que o seu sorriso seja, há muito espaço para interpretações subjectivas. Ao utilizar fotografias e modelos, grande parte da confusão pode ser eliminada. Afinal de contas, o nosso objetivo é fazer o paciente sorrir.[18]

Ahmad I, no seu estudo "Geometric considerations in anterior dental aesthetics: restorative principles" (1998), referiu que existem "regras" que podem ser aplicadas para obter gengivas esteticamente agradáveis. No seu artigo, discutiu a linha estética gengival (GAL).

A linha GAL é uma linha traçada desde o zénite da crista gengival do incisivo central até ao canino. Descobriu que, idealmente, o zénite gengival do incisivo lateral deve situar-se "sobre ou 1 mm abaixo desta linha". Ele também descobriu que se o zénite gengival do incisivo lateral se situa acima da linha GAL, então isso é em detrimento do sorriso geral. Da mesma forma, existe um intervalo ótimo de gengivas visíveis durante o sorriso. O "sorriso ideal" deve expor os aspectos cervicais dos dentes anteriores do maxilar. Para além disto, até 3 mm de "exposição gengival é esteticamente aceitável", mas qualquer valor superior a este será em detrimento da estética percebida do sorriso.[19]

Snow (1999), em "Esthetic smile analysis of maxillary anterior tooth width: the golden percentage", afirmou que a análise científica de sorrisos bonitos revelou princípios objectivos e repetíveis que podem ser sistematicamente aplicados para avaliar e melhorar a estética dentária de forma previsível. Afirmou que a simetria ao longo da linha média, a dominância anterior ou central e a proporção regressiva são três elementos de composição necessários para criar utilidade e estética num sorriso. Também mencionou que "A *Proporção Áurea* foi sugerida como uma possível ferramenta de análise matemática para avaliar a dominância e a proporção na vista frontal da disposição dos dentes superiores"

No entanto, essa técnica se mostrou controversa no desenvolvimento de sorrisos esteticamente bonitos e complicada para a avaliação da simetria. No seu artigo, considerou uma análise bilateral da largura aparente de cada dente como uma percentagem da largura aparente total do segmento anterior e propôs o conceito da *Percentagem Dourada* como uma aplicação mais útil no diagnóstico e desenvolvimento da simetria, dominância e proporção para sorrisos esteticamente agradáveis.[20]

E M Narcisi, J A DiPerna (1999) destacaram a integração harmoniosa do design moderno do sorriso, a seleção de materiais e a comunicação interdisciplinar que devem ser abordadas para proporcionar um tratamento ótimo com facetas laminadas de porcelana e restaurações de inlays de resina fabricados em laboratório.[21]

Ward (2001) no seu estudo intitulado "Proportional Smile Design" descobriu a 'proporção RED'. No seu estudo, descobriu que o "rácio ideal entre largura e altura é de 78%", sendo o intervalo aceitável de 66% a 80%. Considerando a necessidade dos dentistas de uma forma objetiva de avaliar o sorriso, propôs um método para determinar o tamanho e a posição ideais dos dentes anteriores. Descreveu a utilização do FIVE (Facial Image View Evaluation - termo utilizado pelo autor para descrever a utilização de fotografias para avaliar e medir a dimensão relativa dos dentes de um sorriso) para avaliar a proporção RED (Recurring Esthetic

Dental Proportion) e a relação largura/altura, temperada com um bom julgamento clínico, que proporciona resultados agradáveis e consistentes. Com a diversidade que existe na natureza, raramente o resultado final segue todas as regras matemáticas do desenho proporcional do sorriso, no entanto, quando se começa a compreender a relação entre a beleza, a matemática e o mundo envolvente, começa-se a apreciar a sua interdependência.[22]

Os autores Morley e Eubank (2001), no seu artigo "Macroesthetic elements of smile design", afirmam que o impacto estético global de um sorriso pode ser dividido em quatro áreas específicas:

1. Estética gengival 2.Estética facial 3.Microestética 4.Macroestética. Neste artigo, os autores centram-se nos princípios da macroestética, que representa as relações e os rácios de relacionamento de vários dentes entre si, com os tecidos moles e com as caraterísticas faciais.

Os autores categorizaram os critérios macroestéticos com base em dois pontos de referência: a linha média facial e a quantidade e posição da revelação dentária. A linha média facial é a posição de referência crítica para determinar vários critérios de desenho. A quantidade e a posição da revelação dentária em várias vistas e configurações labiais também fornecem orientações valiosas na determinação das posições e relações estéticas dos dentes. As implicações clínicas deste estudo demonstraram que a Estética é uma disciplina inerentemente subjectiva. Ao compreender e aplicar regras, ferramentas e estratégias estéticas simples, os dentistas têm uma base para avaliar as dentições naturais e os resultados dos procedimentos restauradores cosméticos. Os autores concluíram que os componentes macroestéticos dos dentes e a sua relação entre si podem ser influenciados para produzir um tratamento restaurador mais natural e esteticamente agradável.[23]

Sarver DM (2001), em seu estudo "A importância do posicionamento dos incisivos no sorriso estético: o arco do sorriso", mencionou que os lábios idealmente também deveriam seguir um determinado padrão. Sarver afirma que "o arco do sorriso ideal tem a curvatura do bordo incisal maxilar paralela à curvatura do lábio inferior" [24]

Van Zyl I, Geissberger M. (2001) descreveram uma ferramenta que os dentistas podem utilizar para mostrar aos pacientes potenciais tamanhos, formas e disposições dos dentes antes de efectuarem o tratamento. O desenho de forma simulada, ou SSD, é um método reversível de demonstração de potenciais resultados estéticos que envolve a criação de formas de restaurações de teste e a sua colocação sobre os dentes do paciente. A SSD é uma técnica simples que qualquer dentista pode efetuar. Essencialmente, o técnico cria novas formas de dentes em cera, o dentista coloca-as na boca do doente e este avalia-as. O dentista faz então modificações no SSD, que comunica ao técnico. Assim, tanto os elementos estéticos (desenho do sorriso) como os funcionais (orientação anterior) da restauração podem ser verificados com a SSD. A SSD pode tornar-se o padrão para determinar se se deve ou não prosseguir com o tratamento estético. [25]

Flanagan. (2005) efectuou um estudo sobre a estética do sorriso como um todo. Os resultados obtidos neste estudo estão bem correlacionados com descobertas anteriores efectuadas por outros. Por exemplo, verificou-se que "uma linha labial alta é considerada esteticamente pouco atractiva". [26] Enquanto outros estudos enfatizaram os dentes como sendo o principal fator decisivo na estética do sorriso, este estudo descobriu que uma linha labial alta (expondo mais de 3 mm de gengiva) "foi de longe a razão mais comum para um sorriso ser considerado esteticamente desagradável".

Verificou-se que o próximo critério mais comum considerado pelos inquiridos foi a disposição dos dentes na arcada, ou seja, "o tamanho do alinhamento e também o grau de espaçamento" ao decidir onde classificar cada sorriso em termos de atratividade estética. Os três factores seguintes mais importantes, por ordem decrescente, que influenciam a posição de um sorriso na escala decrescente de atratividade do sorriso foram a tonalidade e a cor, a simetria e o desgaste incisal. Continuam mencionando que, embora todos os participantes estivessem na faixa etária de 20 a 25 anos, alguns entrevistados mencionaram que a fotografia um (que demonstrava desgaste incisal) parecia mais velha.

Este sorriso foi correspondentemente classificado mais baixo do que os sorrisos de aparência "mais jovem". Este facto foi constatado noutros estudos, incluindo a série de seis partes sobre estética do British Dental Journal. Outros estudos descobriram que a aparência de juventude pode ser influenciada pelas diferenças de comprimento dos incisivos laterais e centrais: com a idade, os incisivos tornam-se desgastados e de comprimento uniforme. Com isto em mente, um sorriso pode, portanto, retratar juventude e vigor e será, por conseguinte, de maior atração estética. [26]

LaVacca (2005) afirma em 'Interdental papilla length and the perception of aesthetics' que "A perceção da estética dentária demonstrou variar significativamente entre pacientes e profissionais de medicina dentária, antes de continuar a investigar o efeito do comprimento das papilas na perceção da estética global do sorriso.[27]

Nicholas C Davis (2007) afirmou que o Design do Sorriso *se refere aos muitos princípios científicos e artísticos que, considerados coletivamente, podem criar um sorriso bonito.* Estes princípios são estabelecidos através de dados recolhidos de pacientes, modelos de diagnóstico, investigação dentária, medições científicas e conceitos artísticos básicos de beleza. Do ponto de vista do paciente, a beleza é a medida da perceção de beleza desse indivíduo. Essa perceção de beleza também pode ser influenciada por conceitos culturais, étnicos ou raciais de beleza e pode variar em relação aos padrões. Ao planear o tratamento de casos estéticos, o desenho do sorriso não pode ser isolado de uma abordagem abrangente aos cuidados do paciente. A obtenção de um resultado bem sucedido, saudável e funcional requer uma compreensão da inter-relação entre todas as estruturas orais de suporte, incluindo os músculos, ossos, articulações, tecidos gengivais e oclusão. Para obter esta compreensão é necessário recolher todos os dados necessários para avaliar corretamente todas as estruturas do complexo oral. Um exame dentário completo deve incluir radiografias dentárias, modelos de diagnóstico montados, registos fotográficos e um exame clínico completo e uma entrevista ao paciente. O exame clínico deve incluir uma análise do sorriso e a avaliação dos dentes, das articulações temporomandibulares, da oclusão, das restaurações existentes, dos tecidos periodontais e de outros tecidos moles da cavidade oral. Para além da estética, a componente funcional dos dentes anteriores deve ser considerada no planeamento do tratamento. A orientação anterior em harmonia com posições articulares saudáveis é fundamental para estabelecer um esquema oclusal estável. Os actores estratégicos na orientação anterior são as cúspides maxilares. Uma oclusão protegida por cúspides ajuda a melhorar a longevidade da oclusão, dos dentes anteriores e das restaurações estéticas.[28]

Em 2011, foi efectuada uma revisão sistemática da literatura para compreender se "A linha do sorriso é um parâmetro válido para a avaliação estética". Neste estudo, os autores afirmaram que a "linha do sorriso" é comummente utilizada como um parâmetro para avaliar e categorizar o sorriso de uma pessoa. A sua revisão sistemática da literatura avaliou as provas existentes sobre a validade e a aplicabilidade universal deste parâmetro. Ele foi avaliado com base em estudos sobre a perceção do sorriso por ortodontistas, clínicos gerais e leigos.

Foi realizada uma revisão da literatura publicada entre outubro de 1973 e janeiro de 2010 na base de dados eletrónica Pubmed com os termos de pesquisa "smile", "smile line", "smile arc" e "smile design". Os resultados da pesquisa produziram 309 artigos, dos quais nove estudos foram incluídos com base nos critérios de seleção. Os estudos selecionados correlacionaram normalmente a linha do sorriso com a posição do lábio superior durante um sorriso enquanto, em média, 75 a 100% dos dentes anteriores superiores estão expostos. Verificou-se que uma linha virtual que conecta as bordas incisais dos dentes anteriores superiores geralmente segue a borda superior do lábio inferior. Também as linhas de sorriso médias e paralelas foram as mais comuns, influenciadas pela idade e pelo género de uma pessoa. Os ortodontistas, os clínicos gerais e os leigos tinham preferências semelhantes e classificaram as linhas de sorriso médias como as mais atractivas. O estudo concluiu que a linha do sorriso era uma ferramenta válida para avaliar a aparência estética de um sorriso e que pode ser aplicada universalmente, uma vez que os clínicos e os leigos a percepcionam e julgam de forma semelhante.[29]

Calamia et al (2011) introduziram um Formulário de Avaliação do Sorriso para ajudar os clínicos a lidar com casos estéticos difíceis. Este formulário, tal como referido, é utilizado nas Clínicas da Faculdade de Medicina Dentária da Universidade de Nova Iorque.[30]

Ozhayat e Dannemand (2013) efectuaram um estudo sobre a "Validação do Índice de Estética Protética". O objetivo do seu estudo foi que, para diagnosticar problemas estéticos e avaliar tratamentos para estes, é crucial avaliar todos os aspectos da estética oral e protética. Além disso, segundo eles, não existia nenhum índice administrado profissionalmente que englobasse suficientemente a estética protética abrangente. Daí a necessidade de validar um novo índice abrangente, o Prosthetic Esthetic Index (PEI), para a avaliação profissional da estética em pacientes protéticos. Com o objetivo de validar um novo índice abrangente (PEI) para a avaliação profissional da estética em pacientes de prótese dentária, foram avaliadas a validade de conteúdo, de critério e de construção, a fiabilidade teste-reteste, interavaliadores e a consistência interna, bem como a sensibilidade do índice em 95 pacientes que necessitavam de reabilitação oral. A validade de conteúdo foi suficiente: A maioria das correlações entre os aspectos do IEP foram baixas (R > 0,5).

O PEI foi significativamente correlacionado com o Índice de Estética Dentária (R = 0,52) e foi capaz de distinguir entre subgrupos de pacientes, indicando uma validade de critério e de construção suficiente. A fiabilidade teste-reteste revelou um Coeficiente de Correlação Interclasses (CCI) de 0,80, a fiabilidade da consistência interna revelou um alfa de Cronbach de 0,7; e a fiabilidade interavaliadores foi excelente, com um CCI de 0,94. Além disso, o PEI conseguiu distinguir entre participantes e controlos, indicando uma sensibilidade suficiente. Concluiu-se que o PEI pode ser considerado um instrumento válido e fiável que envolve aspectos suficientes para a avaliação da estética avaliada profissionalmente em pacientes de prótese dentária. A relevância clínica foi que, com o PEI validado disponível, o clínico pode avaliar e documentar diretamente a estética abrangente de pacientes de prótese dentária de uma forma estruturada.[31]

DISCUSSÃO

PERSPECTIVA HISTÓRICA:

A medicina dentária estética é praticada há mais de 4.000 anos. Ao longo da história, as civilizações compreenderam que as suas realizações nos domínios da medicina dentária restauradora e estética eram um barómetro do seu domínio da ciência, da arte, do comércio e das trocas comerciais.[1]

No cemitério de El Gigel, situado nas imediações das grandes pirâmides egípcias, foram encontrados dois molares rodeados de fio de ouro que, aparentemente, eram uma prótese.

Os etruscos eram muito versados na utilização de dentes humanos ou dentes esculpidos a partir de dentes de animais para restaurar a dentição em falta.

As alterações cosméticas dos dentes incluem a referência ao costume japonês da coloração decorativa dos dentes chamada "ohaguro" em documentos com 4000 anos.

Na arte suméria, observa-se que uma estátua de um dos primeiros governantes de Abab está a sorrir. Segundo Aboucaya, o sorriso não existia ou não era particularmente visível nas primeiras obras de arte e, quando existia, era quase sempre labial. No início do século XX, o sorriso dentolabial, em que os dentes são visíveis por baixo dos lábios, começa a impor-se. À medida que o rosto, que apresentava expressões mais abertas e sem restrições, passou a receber mais atenção, a importância dos dentes começou a aumentar. Esta ênfase nos cuidados e tratamentos dentários despertou também o interesse pela melhoria da estética do sorriso. O sistema SSA de decoração dentária que envolvia a limagem de alguns dentes surgiu durante a cultura Maia. Estes procedimentos dentários eram puramente cosméticos e não restaurativos **(Fig. 1)**

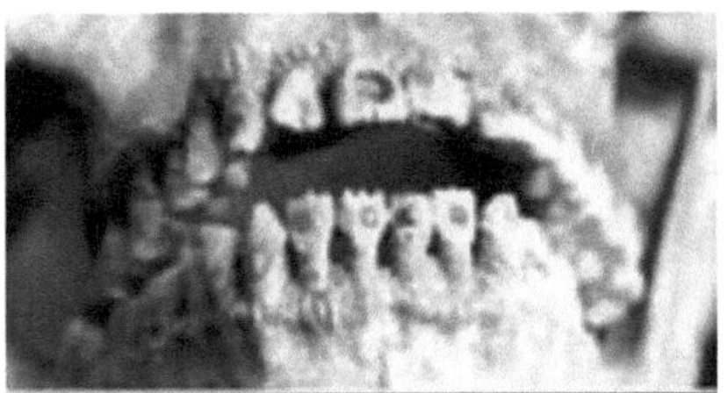

Fig 1: 2000-year-old Mayan skull

Os *antigos japoneses* exibiam orgulhosamente dentes pretos e os *maias* exibiam um sorriso cravejado de jadeíte, o que testemunha uma vontade aparentemente profunda de decorar o corpo.

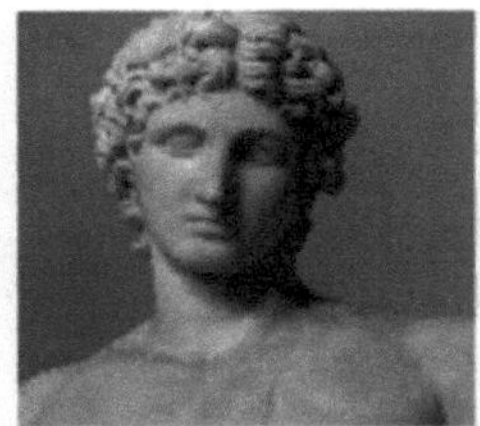

Fig 2: The "CLASSIC GREEK MOUTH"

No período grego (**Fig. 2** - Nota: lábio superior - arco em forma de taça / lábio inferior enrolado), os brilhantes filósofos gregos, nomeadamente Platão e Aristóteles, questionaram o significado intrínseco da beleza e introduziram a "ESTÉTICA" como o estudo da beleza e a filosofia da arte. Platão afirmava que "a qualidade da medida e da proporção **constitui** invariavelmente **a beleza e a excelência**". Os gregos não utilizavam nenhuma palavra específica, como "estética", para descrever estas preocupações intelectuais.

Foi apenas em meados do século XVIII que o termo "aesthetica" foi cunhado pelo académico alemão Alexander Baumgarten num tratado latino sobre a beleza da poesia e, pouco depois, o conceito e a palavra foram aplicados de forma abrangente às artes e à natureza.

Os gregos antigos e ao longo da tradição do pensamento ocidental, de Platão a Kant, a beleza não só tem estado no centro de todas as preocupações filosóficas, como se tem misturado facilmente com a bondade e a verdade. A cultura grega, cujo ponto de perfeição durou apenas 60 anos, desde as guerras medievais (492 a.C.) até às guerras do Peloponeso (431 a.C.), tem sido considerada a expressão máxima do espírito humano. Atualmente, a influência da cultura grega na sociedade moderna é predominante, mas a aspiração legítima dos indivíduos à beleza.

Tanto os fenícios (cerca de 800 a.C.) como os etruscos (cerca de 900 a.C.) esculpiram cuidadosamente preses de animais para simular a forma, o formato e a tonalidade dos dentes naturais para utilização como pônticos.
(Fig. 3)

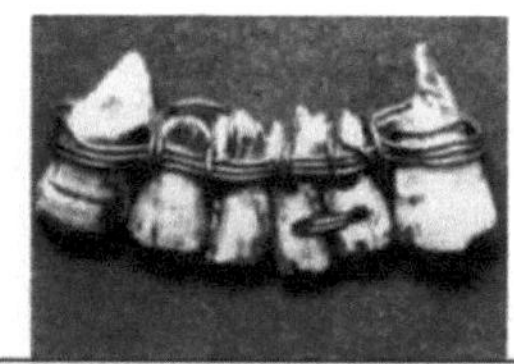

Os Maias da América Central e do Sul (aproximadamente 1000 d.C.) embelezavam-se limando as bordas incisais dos seus dentes anteriores em várias formas e desenhos. Também colocavam plugues de pirita de ferro, obsidiana e jade nas superfícies vestibulares dos dentes anteriores superiores. Esta prática era comum em ambos os sexos e a mutilação dentária ainda é praticada em algumas sociedades[4] **(Fig. 4 e 5)**

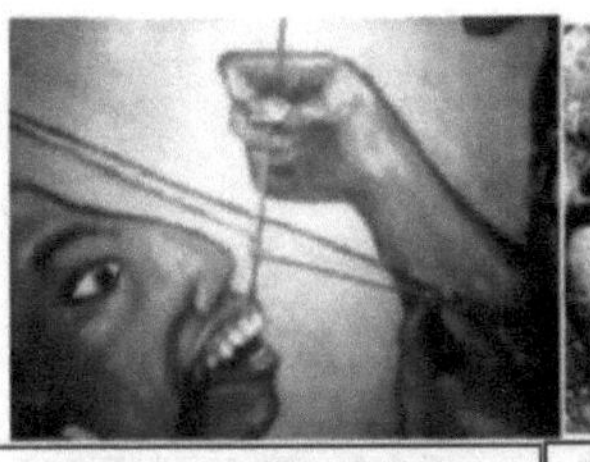

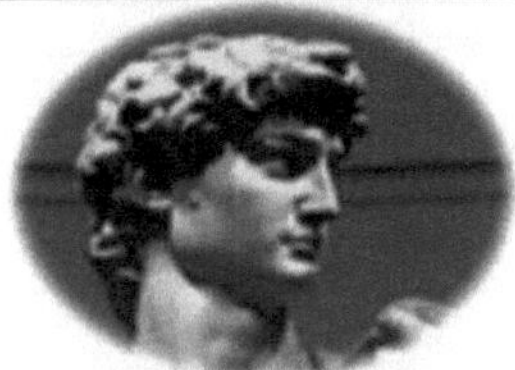

Fig: 4 Ancient painting depicting a probable method of preparing teeth used by the Mayas about

Fig 5: Mayan specimen dating to approximately 1000 AD showing multiple inlays and turquoise

Fig: 6 Roman Face

Embora os gregos tenham interpretado brilhantemente a beleza, foram os romanos que a documentaram, copiando ou retrabalhando a escultura grega.

Os romanos deixaram-nos uma infinidade de rostos gregos e romanos **(Fig: 6)** para estudar Durante o Império Romano, o tratamento cosmético dentário estava disponível apenas para as classes abastadas. A higiene oral era praticada principalmente pelas mulheres por razões de beleza e não de saúde dentária. Os elixires bucais, os dentífricos e os palitos eram comuns nos boudoirs romanos e, quando se perdiam dentes, estes eram substituídos por substitutos de osso ou marfim esculpidos à semelhança dos que faltavam.

Tudo o que as antigas civilizações da Grécia e de Roma tinham contribuído para o nosso conceito de beleza foi considerado pagão e lendário. Essa foi a era negra da estética, durante a qual a maioria das suas obras-primas clássicas foi destruída. Os princípios éticos só voltaram a ganhar popularidade com o Renascimento. Nessa altura, Leonardo da Vinci e os seus contemporâneos procuraram inutilmente explicações matemáticas para a natureza, incluindo a estrutura facial humana.

O interesse pela estética dentária esteve praticamente ausente durante a Idade

Média. Só no século XVIII é que a medicina dentária foi reconhecida como uma disciplina separada e os seus vários ramos foram estabelecidos. O líder do movimento para modernizar e promover a medicina dentária foi Pierre Fauchard (1678-1761) de França. Ele, juntamente com vários colegas, defendeu práticas estéticas como a higiene oral adequada e a utilização de coroas de ouro com "facetas" de esmalte. Introduziram também uma técnica para o fabrico de dentes "incorruptíveis" minerais (em oposição ao marfim ou ao osso) para utilização em dentaduras.

Nos Estados Unidos coloniais, as condições dentárias primitivas prevaleceram durante quase um século (aproximadamente de *1670* a *1770)* até à chegada dos "operadores de dentes", profissionais dentários formados na Europa. Trouxeram consigo *não só* medicamentos para a dor de dentes, mas também receitas de pó dentífrico "para tornar os dentes brancos" e "tratar dos teus dentes e preservar a tua saúde e beleza".

Afirmavam que o seu pó dentífrico "[preparava] e [fixava] dentes reais esmaltados, o melhor dispositivo para substituir a perda dos dentes naturais" 5. O transplante de dentes entre pacientes era praticado, sendo os dadores pagos pelo seu trabalho: "Qualquer pessoa que dispense os dentes da frente, cinco guinéus por cada um".

Nos primeiros anos do século XIX, era possível encontrar dentistas competentes nas principais cidades dos Estados Unidos. A introdução de dentes minerais em 1817 foi logo seguida pelo fabrico de dentes de porcelana. A "auroplastia"; a guta-percha colorida; a "parkesine", um material semelhante ao celuloide; a "cheoplastia", uma liga de estanho, prata e bismuto; a "pérola rosa"; o colódio; a hecolite cor-de-rosa; e até mesmo as carapaças de tartaruga foram utilizadas para efeitos estéticos em medicina dentária.

Em 1900, um dentista americano J. Leon Williams quadrado, cónico ou ovoide - A teoria da correspondência dos dentes com as formas da face, que têm geralmente caraterísticas quadradas, cónicas ou ovóides.

No início do século[th] , Norman William Kingsley, no seu livro clássico, *"A Treatise on Oral Deformities"*, incluiu um capítulo sobre "a <u>estética da medicina dentária</u>". Citou *o Apollo Belvedere como "um padrão de beleza masculina"* e uma *cabeça da deusa Medusa como "a cabeça feminina mais notável que alguma vez vi"*, e desenhou ambos os rostos para o seu livro.

No final do século XIX, foram introduzidas várias técnicas utilizadas na prótese fixa estética. A coroa de face aberta foi inventada por volta de 1880, a face de porcelana intercambiável (uma face estriada que se encaixava num pôntico ranhurado) foi desenvolvida na década de 1880 e a coroa de jaqueta de porcelana entrou em voga no início do século XX. A coroa de três quartos foi introduzida em 1907.

Os profissionais de dentisteria operatória procuravam materiais mais estéticos do que o ouro, chumbo, estanho e platina utilizados no final do século XIX. Uma opção era o "Hill's Stopping", uma mistura de guta-percha branqueada, carbonatos de cal e quartzo, plástico, osso e vidro fundido.

A porcelana era outra opção de material de restauração. Em 1897, foi desenvolvida uma composição relativamente moderna de cimento de silicato. Consistia em alumínio em pó e óxido de zinco misturados com ácido fosfórico e ácido fluorídrico. Depois de ter sido brevemente abandonado porque era difícil de manusear e se tornava quebradiço, ressurgiu numa forma modificada em 1904 e revolucionou a medicina dentária operatória. A combinação inventiva de vidros solúveis em ácido misturados com um líquido contendo ácido fosfórico produziu o primeiro material de restauração verdadeiramente translúcido da medicina dentária. Outras modificações continuaram até 1938, altura em que a American Dental Association (ADA) publicou a sua especificação definitiva de aceitabilidade conhecida como "ADA Specification No. 9". Este foi o primeiro material dentário cosmético a ser aceite pela ADA. No entanto, inovações mais recentes e mais excitantes estavam prestes a chegar [6].

Nos anos 30, foram desenvolvidas resinas acrílicas activadas quimicamente. Na década de 1940, as facetas acrílico-revestidas passaram a ser amplamente utilizadas. Na década de 1970, as resinas compostas substituíram virtualmente as resinas acrílicas e os cimentos de silicato como restaurações "permanentes". Atualmente, são utilizados refinamentos desta fórmula básica de matriz de resina e enchimento de vidro. O condicionamento ácido, frequentemente designado por colagem, alterou radicalmente o tratamento das cáries, ao enfatizar a conservação da estrutura dentária. Também permitiu as numerosas técnicas de revestimento introduzidas na década de 1970. As variações incluem facetas diretas de resina, "conchas" de acrílico produzidas comercialmente e facetas de resina e porcelana processadas em laboratório. A investigação continua. Grupos de estudo, sociedades, revistas e cursos de formação contínua dedicados à disciplina de dentisteria cosmética têm proliferado. Sem dúvida, a procura da restauração definitiva continuará a revelar novas perspectivas na arte e ciência da medicina dentária estética e cosmética[7].

Atualmente, a estética dentária assenta numa base mais sólida do ponto de vista ético: a melhoria geral da saúde dentária. A medicina dentária estética pode ajudar a alcançar a auto-confiança; deve sempre basear-se numa prática dentária sólida e estar ligada à saúde dentária total.

PROPORÇÃO ÁUREA[12]

A proporção baseava-se no recíproco do número **1,618**, ou **0,618**, ambos expressos numa progressão aritmética que tem interessado matemáticos e numerólogos desde o século XIII. Leonardo Fibonacci, um matemático italiano, forneceu a primeira descrição detalhada da mesma; daí a sequência de Fibonacci e os números de Fibonacci. **(Fig: 7)**

OS NÚMEROS DE FIBONACCI - [12]

Entregou-nos o sistema de dez dígitos. Ele identificou uma série de números que aparece frequentemente no mundo natural. Estes são agora chamados os números de Fibonacci. A série começa com 0 e 1. Todos os números seguintes são a soma dos 2 números anteriores!

<u>*A ESPIRAL DE FIBONACCI*</u> - Exemplo da Espiral de Fibonacci na Nature....

A espiral nesta pinha, muitas sementes e cabeças de sementes têm a espiral de Fibonacci!

(Fig. 8)

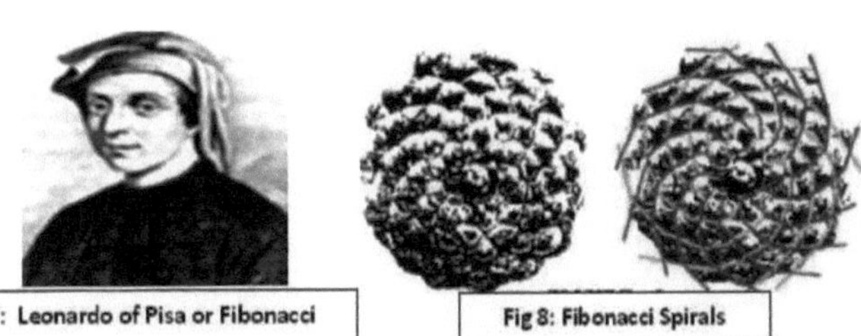

<u>CLASSIFICAÇÃO DO SORRISO</u>

Sr. No.	CLASSIFICATION OF SMILE	
1.	Depending on the nature of labial mucous membrane [34]	• Papilla smile • Gingival smile • Mucosa smile
2.	Depending on the lip component [34]	• Straight smile • Convex smile • Concave smile

CATERGORIES OF OPEN SMILES [35]	
High smile (S1)	Reveals the total cervicoincisal length of the maxillary anterior teeth and a contiguous band of gingiva.
Average smile (S2)	Reveals 75% to 100% of the maxillary anterior teeth and the interproximal gingiva only.
Low smile (S3)	Displays less than 75% of the anterior teeth.

Sr. No.	CHARACTERISTICS OF A TYPICAL OR AVERAGE SMILE
1.	The overall cervico-incisal length of the maxillary anterior teeth are displayed
2.	Gingiva does not show (except the interproximal gingiva).
3.	The incisal curvature of the maxillary anterior teeth parallels the inner curvature of the lower lip
4.	The incisal curvature may be either totally touching or slightly touching the lower lip
5.	The six maxillary anterior teeth and the first or second premolars are displayed.
6.	The midline coincides with a harmonious balance of the smile.

TYPES OF SMILE [36]	
Image	Description
	Passive smile : Slight parting of the lips showing incisal portion of the anterior teeth
	Active smile: Shows more teeth, some gingiva and negative space with lips slightly stretched at the corner
	Laugh: Maximum exposure of teeth and gums in an enlarged smile window

TYPES OF SMILE BASED ON DISPLAY FEATURES [36]	
Type	Display Features
1	Maxillary Only
2	Maxillary And Over 3mm Gingiva
3	Mandibular Only
4	Maxillary And Mandibular
5	Neither Maxillary Nor Mandibular

Existem praticamente tantas variedades de sorrisos como de pessoas. Existem três padrões básicos de sorriso.[37]

<table>
<tr><td colspan="2" align="center">BASIC SMILE PATTERNS</td></tr>
<tr>
<td align="center"><u>Commissure Smile</u>
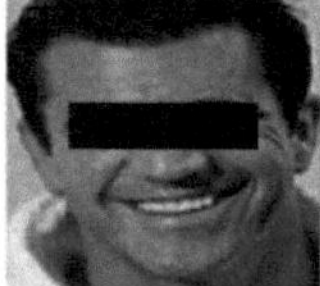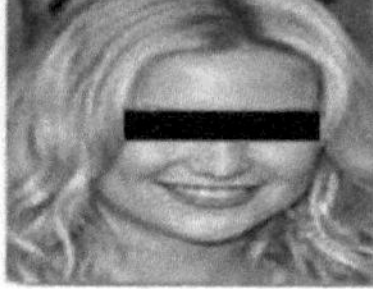</td>
<td>67% of the population exhibits the commissure smile, making it the most common smile pattern. In this smile, the corners of the mouth are first pulled upward and outward, followed by the contraction of the levators (muscles that raise the upper lip) to show the upper teeth.</td>
</tr>
<tr>
<td align="center"><u>Cuspid Smile</u>
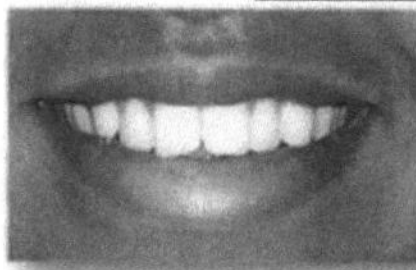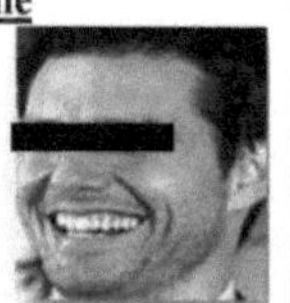
Note the upper lip is elevated uniformly without the corners of the mouth turning upward.
(The entire lip rises like a window shade).</td>
<td>31% of the population exhibit the cuspid smile. This smile pattern is commonly associated with the shape of the lips visualized as a diamond. The levator labi superioris is dominant. Elevators of the upper lip raises it like a window shade to expose the teeth & gingival scaffold</td>
</tr>
<tr>
<td align="center"><u>Complex Smile</u>
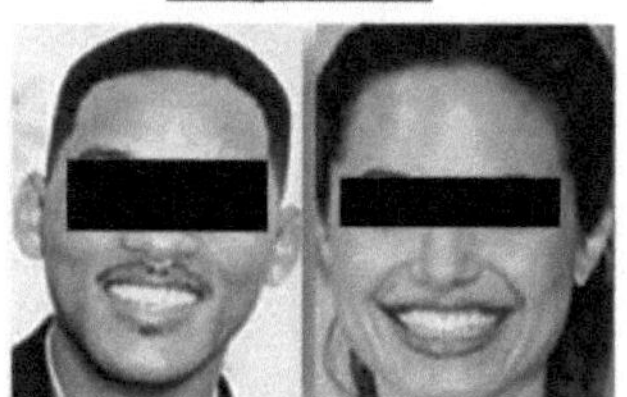
Note the upward movement of upper lip and downward movement of lower lip.</td>
<td>Elevators of the upper lip and the depressors of the lower lip act simultaneously, raising the upper lip like a window shade & lowering the lower lip like a window.</td>
</tr>
</table>

FASES DE PRODUÇÃO DE UM SORRISO COMPLETO

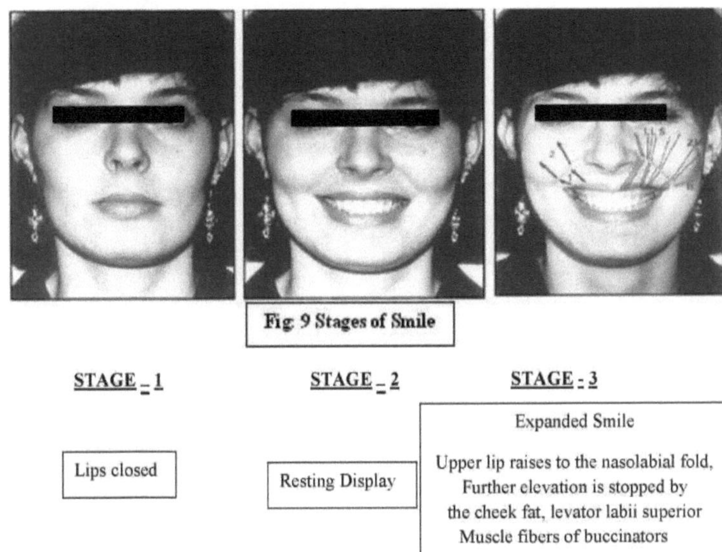

Existem quatro fases do Ciclo do Sorriso: [37, 39]

Fase I - lábios fechados

Fase II - apresentação em repouso

Fase III - sorriso natural (três quartos)

Fase IV - sorriso alargado (sorriso completo)

1. The First Stage (Voluntary Smile) • Elevates the upper lip towards the nasolabial groove through the contraction of the elevator muscles. • The lip then find meets resistance due to the adipose tissue in the cheeks. • Reproducible. • Rehearsed for photographs	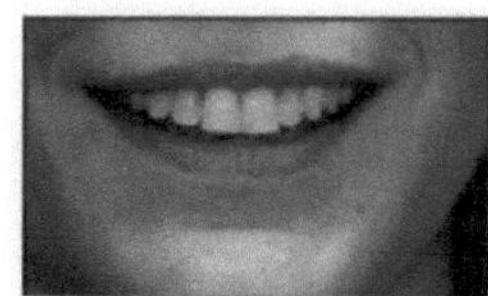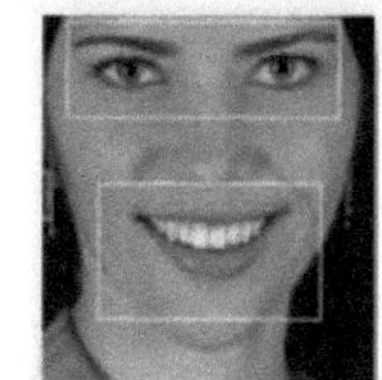
2. The Second Stage (Spontaneous Smile) (Involuntary Smile) [37,39] • Higher elevation, both in the lip and in the nasolabial groove. • Induced-joy, mirth. • Burst out. • Natural • Authentic human emotion. *Notice that in this stage the patient's eyes are half shut*	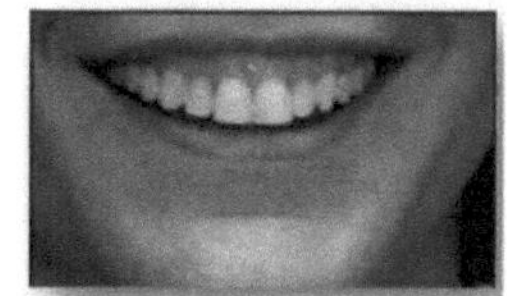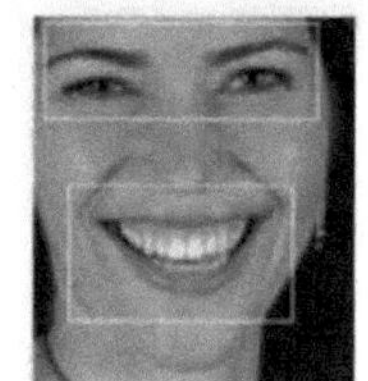

FILOSOFIA

PASSOS [40]

Smile Design Wheel [40]	
STEPS	**DESCRIPTION**
Step I: Understanding:	The pyramid of psychology
Step II: Establish:	The pyramid of health
Step III: Restore:	The pyramid of function
Step IV: Enhance:	The pyramid of aesthetics

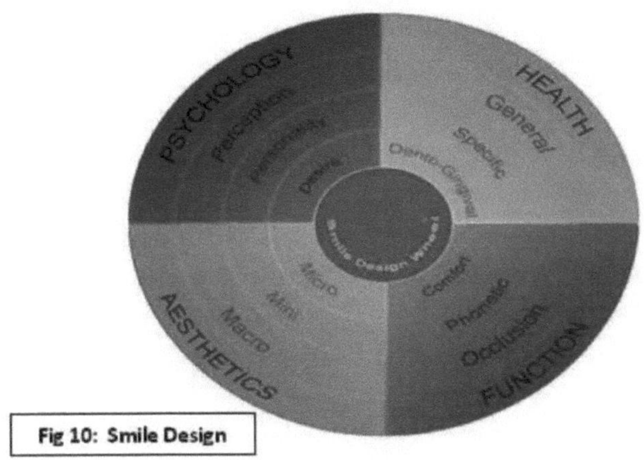

Fig 10: Smile Design

ETAPA I- COMPREENSÃO: A pirâmide da psicologia

A psicologia é melhor descrita como a ciência do comportamento e dos processos cognitivos, de acordo com o Professor Robert A. Baron. Qualquer ação ou resposta exibida por um ser vivo que possa ser vista ou medida é designada por comportamento. Os processos cognitivos dizem respeito a todas as facetas da mente humana, incluindo ideias, memórias, representações mentais, raciocínio, tomada de decisões, etc.

Ao conceber sorrisos, trabalhamos normalmente para compreender o segundo ramo da psicologia, que é a mente humana ou, mais especificamente, a mente dos nossos pacientes. Para a avaliação da pirâmide psicológica, temos cuidadosamente em conta três zonas fundamentais: perceção, personalidade e desejo.

Perceção

A capacidade de escolher, organizar e interpretar a informação proveniente dos receptores sensoriais é conhecida como perceção. Sem uma compreensão prévia, é impossível para alguém imaginar a estética e a beleza. Os meios de comunicação social são atualmente a fonte mais popular de informação sobre estética e atratividade. Normalmente, um paciente forma a sua própria opinião sobre a estética de um sorriso com base em valores pessoais, influências culturais, tendências sociais e notícias dos media.

Durante a consulta inicial, os dentistas devem falar com os seus pacientes para obter esta informação, que ajuda a compreender a opinião do paciente sobre o resultado do tratamento. Este processo pode ser muito auxiliado pela utilização de questionários, recursos visuais, como exemplos clínicos recentes ou sorrisos de celebridades.

Personalidade

Nelson e Miller, psicólogos, definem a personalidade como o padrão de conduta, pensamentos e emoções caraterístico e em grande parte estável de uma pessoa. É de salientar que o problema ou a preocupação de cada doente deve ser cuidadosamente avaliado à luz do seu tipo de personalidade. De acordo com Roger P. Levin, existem quatro tipos de personalidade:

1. Motivado: Este tipo de pessoa concentra-se nos resultados, toma decisões rapidamente e não gosta de conversa fiada. São altamente organizadas, gostam de pormenores condensados, têm espírito empresarial e são assertivas.

2. Expressivo: Este tipo de pessoa quer sentir-se bem, é muito emotivo, toma decisões rapidamente, não gosta de pormenores ou de papelada e gosta de se divertir.

3. Amável: As pessoas com este tipo de personalidade são atraídas por pessoas com interesses semelhantes, temem as consequências, são lentas na tomada de decisões, reagem mal à pressão, são emotivas e lentas a mudar.

4. Analítico: Este tipo de pessoa requer detalhes e informações intermináveis, tem uma mente inquiridora, é altamente exigente e emocional. Este tipo é o mais difícil de convencer e o que demora mais tempo a tomar uma decisão.

Desejo

O desejo é um fator pessoal. As expectativas e desejos dos pacientes aumentaram rapidamente como resultado de um maior conhecimento público da estética do sorriso nos meios de comunicação social. Atualmente, os pacientes estão ansiosos por gastar para melhorar a beleza dos seus sorrisos. Como resultado, os dentistas estéticos têm agora maiores obrigações éticas para ajudar os pacientes a expressar as suas necessidades ou desejos. É da responsabilidade do médico explicar e orientar os pacientes para um objetivo estético realista, porque muitos pacientes têm expectativas e desejos que são superiores ao que é fisiologicamente possível.

A avaliação psicológica de qualquer pessoa é muito subjectiva; no entanto, aspectos como a perceção, a personalidade, a expetativa ou o desejo são importantes para o procedimento de conceção do sorriso. A satisfação do paciente está intimamente relacionada com estes aspectos. Por conseguinte, a compreensão da pirâmide da psicologia é um aspeto integral do desenho do sorriso.

ETAPA II: ESTABELECER-A pirâmide da saúde

A pirâmide da saúde está dividida em três zonas:

- Saúde geral,
- Saúde específica
- Dento - Saúde gengival.

A avaliação da pirâmide de saúde e a sua gestão desempenham um papel vital na maioria dos casos, uma vez que os pacientes podem ter certas limitações devido à sua saúde, como diabetes não controlada, patologia dos tecidos moles, estrutura óssea deficiente, higiene oral deficiente, cáries dentárias, doença periodontal, etc., que devem ser abordadas antes do tratamento funcional e estético.

O processo de avaliação da pirâmide da saúde inclui a história do doente (médica, dentária, nutricional), exames (extra-orais, intra-orais) e investigações (radiografias, teste de vitalidade da polpa, análise de modelos de estudo). Podem ser utilizados vários tipos de questionários e protocolos de exame clínico e de investigação para obter as informações necessárias relacionadas com a saúde do paciente.

O médico pode utilizar esta informação para preparar um protocolo de tratamento personalizado. Todos os três componentes da pirâmide da saúde devem ser estabelecidos dentro dos limites normais antes de iniciar qualquer procedimento de restauração estética num doente.

ETAPA III: RESTAURAÇÃO - A pirâmide de funções

A função está relacionada com a força e o movimento. Assim, para a avaliação da pirâmide de função, a oclusão, o conforto e a fonética existentes são devidamente examinados com a avaliação dos hábitos parafuncionais, do nível de conforto durante a mastigação e a deglutição e do movimento da articulação temporomandibular.

A clareza do discurso normal e a pronúncia também são examinadas. Os componentes de oclusão, conforto e fonética da pirâmide funcional devem ser restaurados e mantidos a um nível aceitável antes de iniciar o tratamento de qualquer componente estético.

ETAPA IV: APRIMORAR - A pirâmide da estética

A pirâmide da estética é a última mas mais sensível pirâmide da Roda do Design do Sorriso, uma vez que a estética tem aspectos tanto subjectivos como objectivos.

- A avaliação dos aspectos subjectivos: perceção, personalidade, desejo: é realizada durante a pirâmide de avaliação psicológica.
- A avaliação dos aspectos objectivos depende da distância (distância focal) utilizada para visualizar a componente estética.

Assim, a pirâmide estética pode ser dividida em três grandes zonas: macro, mini e micro.

Macro-estética

A macro-estética examina a relação entre a estrutura do rosto como um todo e o sorriso. A distância visual macroestética tem de ser superior a 1,5 metros para se poder compreender plenamente os elementos macroestéticos de qualquer sorriso. Mas na prática clínica, a avaliação dos componentes macro-estéticos é efectuada utilizando uma variedade de imagens faciais juntamente com avaliações geométricas e matemáticas, utilizando pontos de referência e a sua inter-relação. São utilizados vários pontos de referência e diretrizes faciais para a avaliação estética da cirurgia ortognática e estética facial; contudo, no desenho do sorriso, as seguintes diretrizes macroestéticas são consideradas fundamentais:

- Linha média facial
- Terços faciais
- Linha interpupilar

- Ângulo naso-labial
- E-Plane de Rickett.

Mini-estética (Fig: 11)

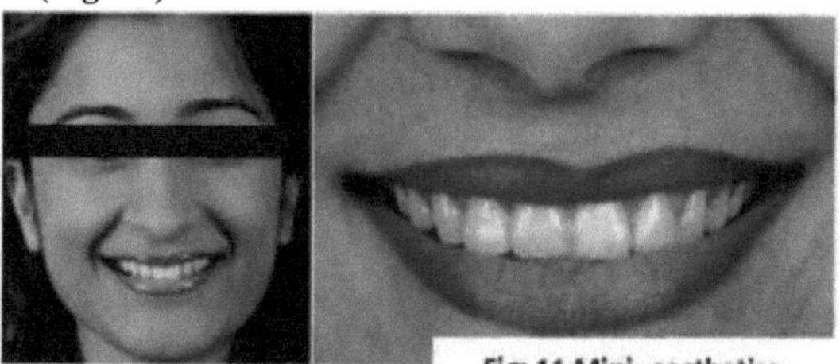

Fig: 11 Mini- aesthetics

A relação estética entre os lábios, os dentes e as gengivas nas posições relaxada e sorridente é o foco da mini-estética. Quando observada a uma distância mais próxima do que a distância da macroestética visual, a correlação estética pode ser efetivamente compreendida.

A distância entre a mesa, que normalmente se situa entre 2 e 5 pés, e a distância visual mini-estética são comparáveis. A relação e a proporção dos lábios, dentes e tecido gengival são a base de muitas regras estéticas.

As caraterísticas frontais, verticais e transversais do sorriso podem ser utilizadas para as estudar durante uma avaliação mini-estética. Os instrumentos fundamentais para um estudo mini-estético são as fotografias clínicas.

O sorriso pode ser analisado em repouso (posição M) ou em sorriso (posição E).

Na *posição M:* As seguintes referências são medidas e analisadas:

- Altura da comissura
- Altura do Filtro
- Visibilidade dos Incisivos Maxilares.

Em *E-position:* Devem ser analisadas as seguintes referências:

- Arco do sorriso (linha)
- Linha média dentária
- Simetria do sorriso
- Corredor bucal

- Zona de visualização e visibilidade dos dentes
- Índice do sorriso
- Linha dos lábios.

Micro-estética (Fig. 12)

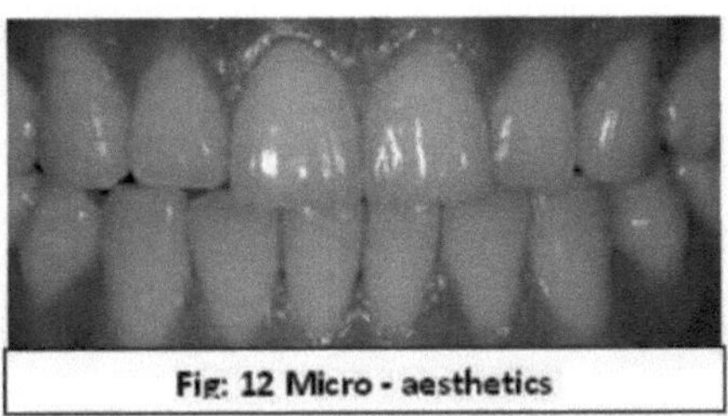

Os pormenores minuciosos da estética dentária e gengival são o foco da microestética. A microestética pode ser apreciada a uma distância padrão de maquilhagem ou a uma distância microestética visual inferior a dois pés. São necessários instrumentos de iluminação e ampliação adequados para a inspeção intra-oral, a fim de realizar a avaliação clínica dos componentes microestéticos dos dentes e do tecido gengival. Devem ser tiradas fotografias clínicas intra-orais, conforme necessário, para documentação e referência futura.

Para a microestética, deve ser analisado o pormenor da estrutura dentária individual e a sua relação com a gengiva circundante e os dentes adjacentes. Os principais pontos a considerar são os seguintes:

- Centrais superiores (rácio do tamanho do dente)
- Princípio da proporção áurea
- Inclinação axial; Embrasaduras Incisais
- Ponto de contacto Progressão
- Progressão do conetor
- Progressão da sombra

- Micro-Textura de superfície.

Os aspectos estéticos da saúde e do aspeto gengival desempenham um papel crucial na conceção do sorriso. Dependem do contorno gengival, da localização, da contenção e da forma em relação aos dentes. Para alcançar a estética gengival ou rosa, os factores primários listados abaixo devem ser tidos em consideração ao desenhar sorrisos: contorno gengival, altura gengival (posição ou nível), zénite gengival e forma gengival.

Para alcançar uma maior satisfação do paciente e resultados de tratamento duradouros, a sequência de qualquer procedimento de desenho de sorriso deve ser a seguinte: compreensão adequada dos aspectos psicológicos, estabelecimento da saúde e restabelecimento da função dentro do seu limite normal e subsequente melhoria dos componentes estéticos.

A PROPORÇÃO DIVINA [1]

Desde os primórdios da história escrita, as pessoas têm conhecimento da "Divina Proporção", pelo menos inconscientemente. Este fenómeno tem caraterísticas peculiares e parece tão misterioso nos seus atributos que confunde a imaginação e escapa à compreensão. Pacioli, um tutor de Leonardo Da Vinci, deu-lhe o nome. Pode ser observada na anatomia, na arte e na arquitetura. As partes dispostas nesta proporção parecem ter a maior beleza e eficiência funcional. Um leigo poderia considerar esta relação como um "dado adquirido" simples, enquanto um matemático a vê como um problema difícil que merece uma investigação aprofundada. Em 1966, foi efectuada uma investigação significativa sobre a morfologia facial humana em 40 crianças, utilizando um computador. A perspetiva sagital levou à descoberta de um centro polar. Este centro polar situava-se no foramen rotundum, ponto neural do nervo maxilar, na base do osso esfenoide. A partir deste ponto, o crescimento parecia espalhar-se como os raios de sol.[1] . (**Fig. 13:** As partes mais afastadas do centro aumentavam correspondentemente mais, sugerindo uma lei de crescimento).

O divisor de ouro

Ao medir um vão com um divisor regular, um terceiro ponto é estabelecido entre os dois pontos finais se dois braços curtos independentes com dimensões divinas de 1,0 a 1,618 forem construídos entre as duas pernas do divisor regular. À medida que estes divisores se estendem, a intersecção continuaria a ser num ponto da secção áurea. Este separador dourado permite determinar facilmente as relações entre os dentes, a boca, os maxilares, o rosto e, de facto, todo o corpo. (**Fig. 14**)

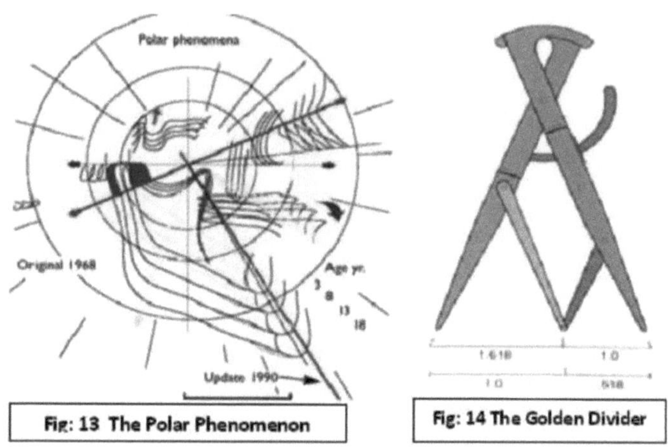

Fig: 13 The Polar Phenomenon   **Fig: 14 The Golden Divider**

Proporção divina expressa no rosto

Através do sorriso, o nariz, a boca e os dentes parecem estar unidos pelas proporções áureas. Nos sorrisos de modelos de moda em anúncios para revistas, foram examinadas as larguras do nariz ao nível da asa e a largura inter-canina maxilar nas pontas das cúspides. Com base nas proporções relativas, foi elaborada uma hipótese clínica de trabalho para a largura nasal e a largura intercanina superior no sorriso facial do adulto. O sorriso faz com que as narinas se alarguem ligeiramente. Como resultado, a relação entre a forma do arco e a forma e estrutura facial pode ser vista como estética. Quando se compara a largura de uma narina e o bordo alar com a columela e a narina do lado oposto, observa-se uma proporção dourada. **(Fig. 15, 16, 17)**

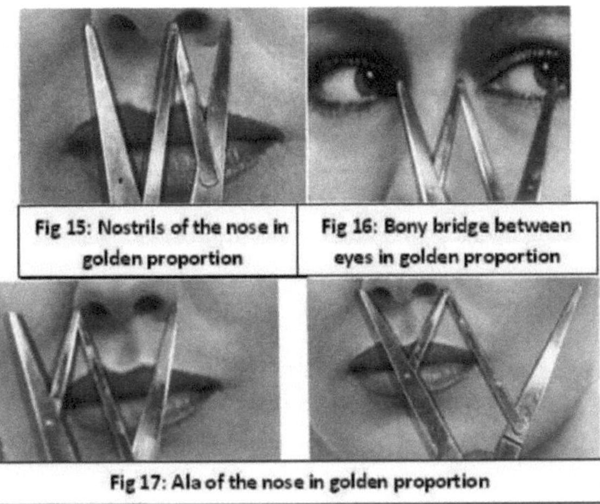

Relações divinas verticais

De maior importância para o equilíbrio facial são as proporções verticais. Estas relações começam com a proporção entre o lábio superior e o lábio inferior **(Fig. 18, 19)**.

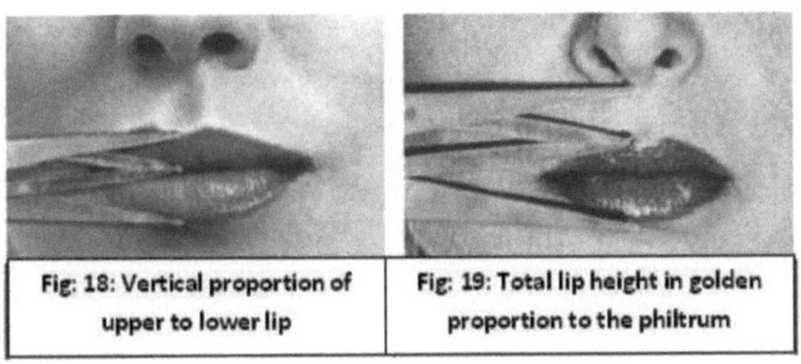

O Medley Facial

O rosto adorável apresenta um pot-pourri de associações douradas. Estes valores podem ser utilizados pelos dentistas e cirurgiões maxilofaciais em ortodontia, ortopedia facial ou criação de próteses. Estes valores são muito superiores às técnicas anteriores, como a regra dos terços para as proporções verticais ou a regra dos quintos para as proporções transversais, na reconstrução cirúrgica ortognática.

O objetivo clínico global é melhorar a aparência facial através da utilização destas ligações douradas.

<u>A Proporção Áurea</u> é uma expressão matemática que foi utilizada por grandes matemáticos como Euclides e Pitágoras para alcançar a harmonia divina e o equilíbrio em todo o universo.

Pode ser expressa como o rácio 1,618:1, e foi amplamente utilizada na antiga arquitetura grega e egípcia. Quando o rácio é aplicado a um sorriso constituído pelas metades central, lateral e mesial do canino, revela-se que, quando visto de frente, o incisivo central é 62% mais largo do que o incisivo lateral, que por sua vez é 62% mais largo do que a metade mesial visível do canino.

A teoria de 1 para 16 afirma que a altura de um incisivo central superior ideal, desde o bordo incisal até à crista gengival, é 1/16 da distância entre o bordo inferior do queixo e a linha interpupilar. Esta teoria é utilizada para dimensionar os incisivos centrais com base em medidas faciais específicas. A largura do mesmo dente pode ser determinada medindo-a a partir dos pontos de contacto mesial e distal; é igual a 1/16 da distância entre qualquer uma das proeminências zigomáticas e o hipotético ponto médio da face.

O desenho da forma do contorno do incisivo central é crucial uma vez que o seu tamanho tenha sido estabelecido. Pode utilizar a abordagem de harmonia facial para ligar a forma do dente à forma facial. São reconhecidas diferentes formas faciais e são utilizados termos como ovoide, quadrado, cónico e combinações destes para as descrever. O desenho do incisivo central pode usar a mesma forma quando está invertido. As formas de contorno dos outros dentes superiores baseiam-se nesta forma.

Numa tentativa de determinar o posicionamento original do dente anterior na crista, a posição da papila incisiva é considerada um marco importante, uma vez que a sua posição não se altera mesmo após a reabsorção óssea da crista anterior. A distância entre o bordo posterior da papila e a superfície vestibular externa do incisivo central é, em média, de cerca de 12,5 mm, com uma variação de aproximadamente 3,8 mm. A extremidade da primeira ruga palatina está localizada 1,5 mm a

2 mm a partir da superfície lingual do canino. Muitos dentistas também registaram a distância média entre a base do sulco e a ponta do incisivo maxilar. Esta distância é medida em 22 mm. Isto ajuda o dentista a determinar a posição do dente no plano vertical.

PORQUE É QUE A PROPORÇÃO DIVINA FUNCIONA

O subconsciente apercebe-se de uma certa proporção que dá prazer aos sentidos, conforto e beleza. A secção áurea é uma relação matemática com os valores de 1,0 a 1,618. Dado que os dentes, os maxilares e o rosto são formas geométricas, quanto mais se assemelharem a esta proporção, mais gratificantes serão as sensações transmitidas visualmente ao observador. Por esse motivo, prefere-se chamá-la de proporção divina. Quando dois componentes estão relacionados desta forma, diz-se que são dourados um para o outro. Assim, as relações objectivas podem ser avaliadas e organizadas na medicina dentária clínica utilizando os números de Fibonacci e a proporção divina. Estas relações podem ser utilizadas pelas pessoas após a compreensão do conceito de proporção divina.

Recentemente, foi introduzido o conceito de "proporção dentária estética recorrente". Este conceito afirma que a proporção das larguras sucessivas dos dentes, vista a partir da face frontal, deve permanecer constante à medida que se desloca para distal e, em vez de ficar preso à utilização da proporção de 62%, o dentista pode utilizar uma proporção à sua escolha, desde que permaneça consistente, enquanto se desloca para distal. A utilização da proporção estética recorrente proporciona uma maior flexibilidade e é apoiada e reforçada pela investigação recente efectuada sobre a avaliação de sorrisos bonitos.

Descobriu-se que a maioria das proporções de sorrisos bonitos não coincide com a fórmula exacta da proporção áurea. Nesta investigação específica, as proporções revelaram diferenças distintas entre homens e mulheres, e os caninos apresentavam uma largura maior nas mulheres do que nos homens. Esta descoberta torna claro que a observação estrita de leis e regras pode não só limitar a criatividade, mas também levar ao fracasso, tendo em conta o ambiente individual e cultural do observador. Talvez seja melhor dizer que a proporção áurea raramente existe em qualquer dentição natural e que a adesão excessivamente rigorosa a ela, a fim de alcançar o sorriso ideal, pode ser prejudicial e limitar a criatividade. Na formulação e aplicação efectiva destas leis e regras, é necessário um casamento entre ciência e emoção.

Existem inúmeros exemplos de proporção na natureza e na arte, mas quando uma superfície é dividida pela proporção áurea, é alcançado um equilíbrio que não pode ser alcançado quando uma superfície é dividida por qualquer outro número, o que resulta num efeito psicológico de apreciação estética.

Limitações da proporção áurea:

- Dá ênfase apenas à largura, mas também deve relacionar a relação altura-largura.

- Atualmente, é considerado clinicamente limitador e não pode ser aplicado a todas as situações.

RÁCIO REPETIDO

Uma proporção contínua ou relação de repetição que se forma entre a largura do incisivo central e do incisivo lateral e que é continuada na relação da colocação dos restantes dentes e espaços foi utilizada, segundo Lombardi, na sua descrição da técnica[41]. Entre a largura do incisivo lateral e o canino, assim como do canino até o primeiro pré-molar que avança para distal, a relação entre a largura do incisivo central e do incisivo lateral deve ser contínua. Para determinar a relação ideal entre o incisivo lateral e o canino, deve utilizar-se regularmente a relação entre a largura do incisivo central e do incisivo lateral.[22]

PROPORÇÃO VERMELHA

De acordo com Levin, apenas a proporção de 62% pode ser utilizada para criar a proporção áurea. (A proporção áurea de 0,168 produz uma percentagem de 62%). O incisivo lateral parece demasiado pequeno quando a proporção áurea é aplicada, segundo o autor, e o canino resultante não é suficientemente proeminente.[12] Apenas

17% dos moldes dos pacientes analisados por Preston apresentavam a proporção áurea na conexão entre os incisivos centrais e laterais superiores, quando vistos de frente.[42] A ideia de empregar a proporção contínua, em vez de se restringir à percentagem de 62%, é possível graças ao conceito de avaliação da proporção repetida, estabelecido por Lombardi.

No entanto, a ideia sugere que, quando se viaja para distal, deve-se usar a proporção das larguras formadas entre os incisivos centrais e laterais. A proporção dentária estética recorrente é a que se cria quando os componentes de ambos os princípios são integrados.41 De acordo com a Proporção VERMELHA, a proporção dos dentes progressivamente mais largos, vistos de frente, deve permanecer constante à medida que se viaja para distal.[22] **(Fig. 20)**

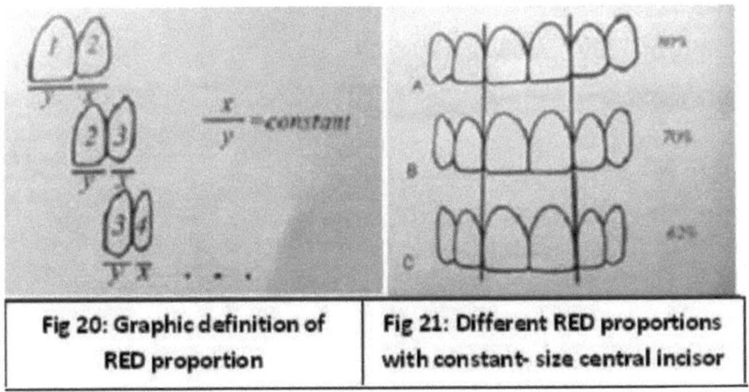

Fig 20: Graphic definition of RED proportion	Fig 21: Different RED proportions with constant- size central incisor

Em vez de ficar preso à utilização da proporção de 62%, o dentista pode utilizar a proporção da sua própria escolha, desde que seja consistente ao mover-se distalmente. Em vez de ter de aceitar a proporção já definida pelas larguras dos incisivos centrais e laterais, o dentista pode definir a proporção VERMELHA desejada. A utilização da proporção vermelha dá maior flexibilidade[22] . **Fig. 21,** nesta figura os incisivos centrais têm todos a mesma largura. Fig 39 A, tem um incisivo lateral que tem 80% da largura do incisivo central e um canino que tem 80% da largura do incisivo lateral. Como se pode ver, o canino é especialmente largo e dá a aparência de dentes dispostos de forma plana. Na Fig. 39B, é usada uma proporção de 70% RED. Vários estudos que avaliaram a relação entre as larguras do incisivo lateral superior e do incisivo central em pacientes de amostra relataram proporções médias de 66-78%.[15,42] Na Fig. 39C, é utilizada a proporção de 62% RED, que corresponde à proporção áurea. Embora o autor prefira uma proporção RED aproximada de 70%, a proporção RED deve ser modificada para se adequar ao rosto, à estrutura esquelética e ao tipo geral de corpo do paciente. Uma pessoa que é ectomorfa seria mais capaz de usar uma proporção RED menor, e um endomorfo usaria uma proporção RED maior [15,42,22]

<u>RÁCIO LARGURA/ALTURA</u>

Outra proporção importante que precisa de ser avaliada é a relação largura/altura do incisivo central. A relação largura/altura preferida do incisivo central tem sido relatada como estando entre 66-80%.[1] 5 Os guias de moldes de um fabricante dentário revelam uma relação média de largura/altura de 78%. Um rácio largura/altura de 78% foi determinado como sendo o mais agradável para o autor. **Fig. 22,** esta figura ilustra três dentes anteriores, utilizando diferentes rácios de largura e altura.

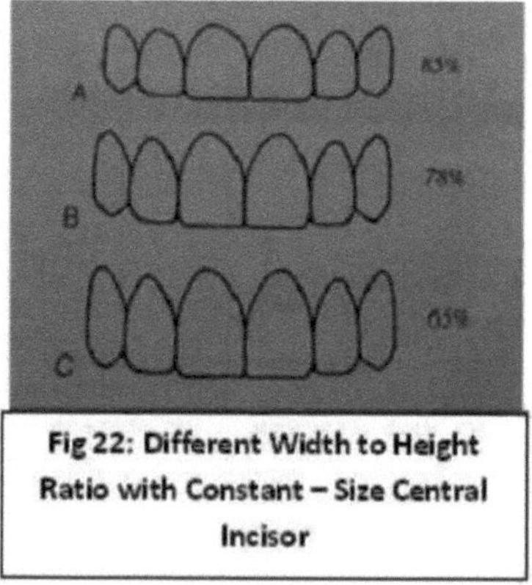

A figura 22 A mostra uma relação largura/altura de 85%, o que dá uma aparência quadrada.

A Fig. 22 B, enquadra-se num rácio mais normal referido anteriormente. E mostra uma relação largura/altura de 78% A Fig. 22 C mostra uma relação de 65%, o que faz com que os dentes pareçam mais altos. Uma pessoa alta seria mais suscetível de utilizar uma relação largura/altura mais pequena. E uma pessoa baixa, seria mais provável que pudesse usar uma relação largura/altura maior.[22]

PRINCÍPIOS DA CONCEPÇÃO DO SORRISO

A arte do design do sorriso evoluiu a partir de um conjunto de princípios que satisfazem tanto a sensibilidade científica como a artística do dentista estético e do paciente.

SCIENTIFIC PRINCIPLES	ARTISTIC PRINCIPLES [2,4]
Facial Composition	**Contrast**
Reference points, lines & planes	**Unity**
Sex, Personality & Age	**Cohesive & Segregative forces**
Morphopsychological profile	**Symmetry**
Dentofacial Composition	**Dominance**
Smile elements	**Balance**
Dental composition	**Proportion** **Gradation**

COMPOSIÇÃO

O ato de combinar elementos ou partes para formar um todo. A visão é possível se o olho conseguir distinguir. Conseguimos ver devido aos contrastes de cores, linhas e texturas. A relação entre objectos tornada visível pelos contrastes é designada por *Composição*.

Uma composição pode ter vários atributos físicos positivos ou negativos que conferem estética. As composições clinicamente relevantes na perspetiva dentária são a **Composição Facial, a Composição Dentofacial e a Composição Dentária. (Fig. 23, Fig. 24, Fig. 25)**

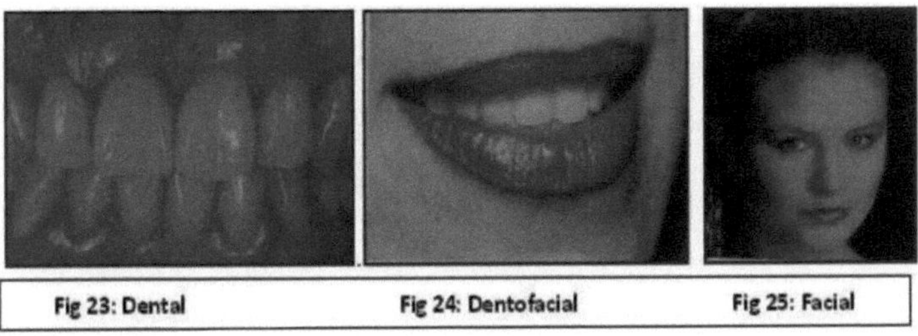

| Fig 23: Dental | Fig 24: Dentofacial | Fig 25: Facial |

PRINCÍPIOS ARTÍSTICOS DO DESENHO DO SORRISO - PRINCÍPIOS DE ESTÉTICA [43-45]

Uma composição torna-se visível pelo contraste

Contraste

O olho pode diferenciar vários elementos de uma composição devido a uma propriedade chamada contraste. A força de uma composição depende do nível de contraste proporcionado pelas várias linhas, texturas e cores (**Fig. 26, 27**).

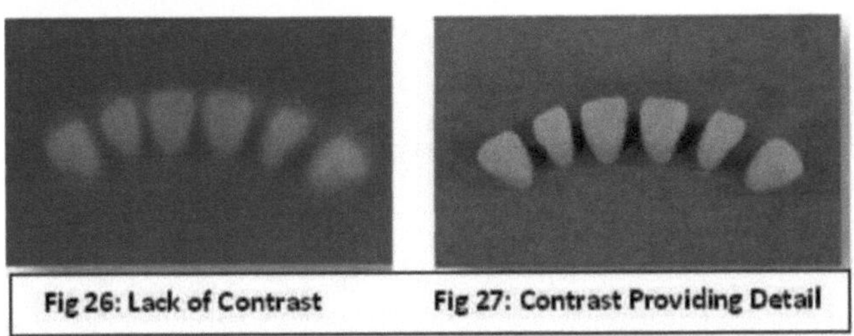

| Fig 26: Lack of Contrast | Fig 27: Contrast Providing Detail |

□ Unidade

O principal requisito de uma composição é a unidade que dará às diferentes partes da composição o efeito de um todo, um sentimento de pertença à estrutura principal. É a ordenação das partes de uma composição para dar ao indivíduo o efeito total do "todo". **Tipos de unidade: (Fig. 28, 29)**

STATIC UNITY	DYNAMIC UNITY
That which is present in inorganic shapes and forms. e.g.: snowflakes and crystals. It represents passivity or inertness and brings about a regular repetitive pattern.	Is present in active, living and growing units of nature such as plants, animals and humans.

- Passive and inert
- Fixed and without motion

- Active and living
- Crescendo approaching a climax

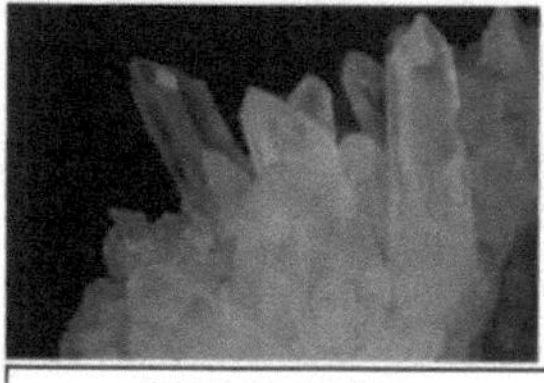

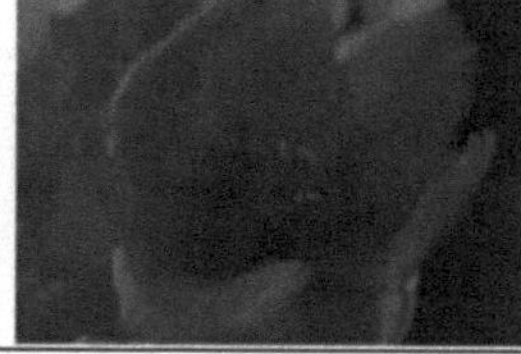

Fig: 28 Static unity   Fig 29: Dynamic unity

Forças de coesão:

Os elementos que tendem a unificar uma composição são forças coesivas. Um contorno pode ser considerado como uma força coesiva, tal como a disposição dos elementos numa forma definida. A harmonia entre as forças coesivas e segregativas numa composição torna-a esteticamente agradável. (**Fig. 30**)

- Forças segregativas:

São o oposto das forças de coesão. Proporcionam variedade na unidade, o que é necessário para tornar um design eficaz, porque mesmo que os elementos devam estar unidos num todo, devem estar dispostos de uma forma interessante. Quebram a monotonia de uma composição e tornam-na atractiva para a perceção. (**Fig. 31**)

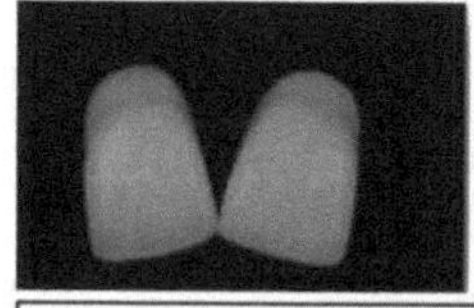

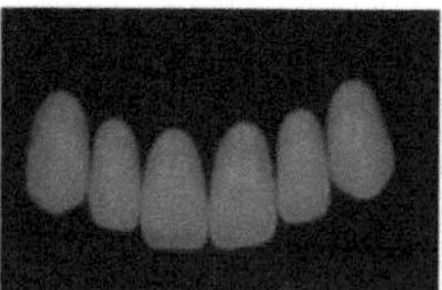

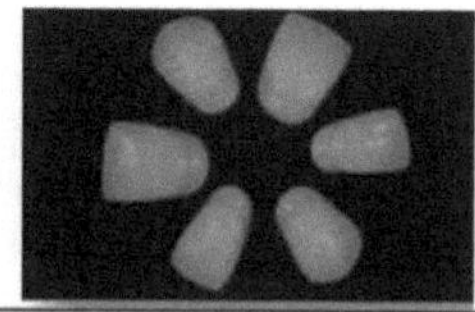

Fig 30: Cohesive Forces   Fig 31: Segregative Forces

- Simetria :

Refere-se à regularidade na disposição de formas ou objectos (Furtwangler

1964).

Explica-se como a disposição harmoniosa de vários elementos uns em relação aos outros. O olho é condicionado por expectativas baseadas em experiências passadas para ver os objectos numa posição estável.

Ocorrem dois tipos diferentes de simetria :

> ___Simetria horizontal/corrida:___ quando um desenho ou modelo contém elementos semelhantes que formam uma imagem espelhada exacta da esquerda para a direita numa sequência regular. É mais previsível e tende a ser monótono. *A simetria horizontal ocorre quando um desenho ou modelo contém elementos semelhantes da esquerda para a direita numa sequência regular. (Fig. 32)*

> ___Simetria radiante ou simetria dinâmica:___ representa um desenho em que se opõem dois elementos semelhantes, mas não exatamente iguais. Produz uma força segregativa que dá vida e dinamismo a uma composição. *A simetria radiante resulta do desenho de objectos que se estendem a partir de um ponto central e os lados direito e esquerdo são imagens espelhadas (Fig. 33).*

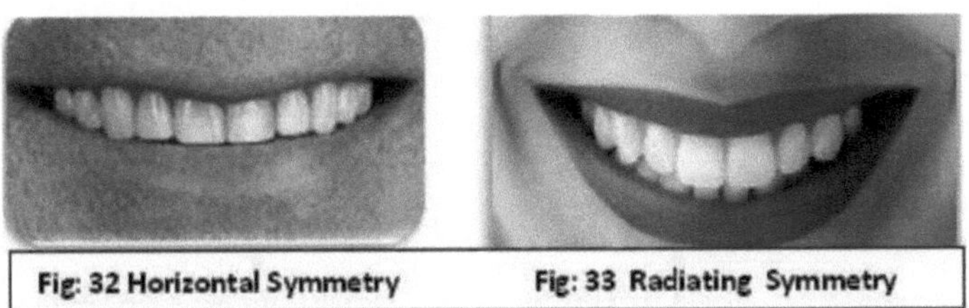

O corpo humano também apresenta uma forma dinâmica de simetria. Mais perto da linha média facial, as caraterísticas faciais harmoniosas são mais simétricas. Como resultado, as partes de um sorriso que estão mais próximas da linha média devem ser simétricas e, à medida que se afasta da linha média, pequenos desvios da simetria criarão um sorriso mais vivo, dinâmico e de aparência realista.

Para provocar uma reação psicológica favorável, a composição dento-facial deve ser simétrica.

Simetria dento-facial

De acordo com Miller, o "sorriso mediático" é caracterizado por dentes brancos e alinhados, com ausência de rebordos gengivais e incisais e áreas de contacto longas". Esta imagem de um sorriso ideal está constantemente a ser reforçada pelos meios de comunicação social e, por isso, os pacientes tendem a preferi-la.

Equilíbrio

O equilíbrio pode ser definido como a estabilização resultante do ajuste exato de forças opostas. Quando todas as partes estão judiciosamente ajustadas umas às outras e quando nenhum dos elementos constituintes está desproporcionado, isso sugere um resultado estável e equilibrado. O nosso sentido visual percetivo é utilizado para manter ou induzir o equilíbrio. Uma composição equilibrada parece pacífica, estável ou permanente porque a tensão visual é aliviada. Contrariamente à simetria, os elementos que estão mais afastados da linha média têm mais impacto visual no equilíbrio. (**Fig. 34**)

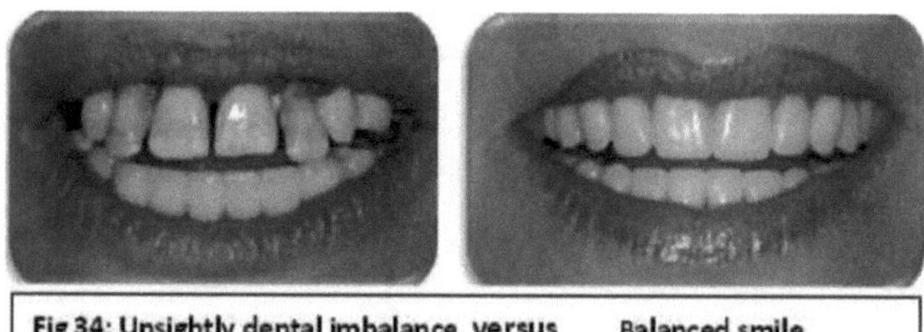

Quando um objeto não está em equilíbrio, quer em termos de forma quer de cor, a composição provoca uma tensão visual que só pode ser aliviada:

1. Mover o elemento causador em direção à linha de forças até que a magnitude da tensão visual seja totalmente libertada.
2. Introduzir um elemento oposto na mesma linha de forças para promover o equilíbrio. Na boca, os dentes salientes e os dentes descolorados tendem a perturbar o equilíbrio e, para restabelecer esse equilíbrio, devem ser realinhados com as linhas de força da composição dentofacial.

Dominância

A dominância é o princípio principal que unifica e ancora a composição. Dirige a atenção do observador para as caraterísticas mais atraentes do rosto do paciente e da composição dentária e faz com que as falhas e irregularidades se misturem sem produzir qualquer tensão visual. Uma composição é considerada forte ou vigorosa se as personagens centrais dominantes forem apoiadas por elementos subsequentes igualmente dominantes. A dominância é também o principal requisito para proporcionar unidade, porque a unidade é o principal requisito para proporcionar uma composição. A dominância proporciona uma unidade estática (monótona) ou dinâmica (vigorosa). A cor, a forma e as linhas são factores que podem criar dominância. Quanto mais forte for o elemento subsequente, mais forte será o elemento dominante e mais vigorosa será a composição. Uma dominância fraca é uma força coesiva que traz uma unidade estática e monótona. **(Fig. 35, 36)**

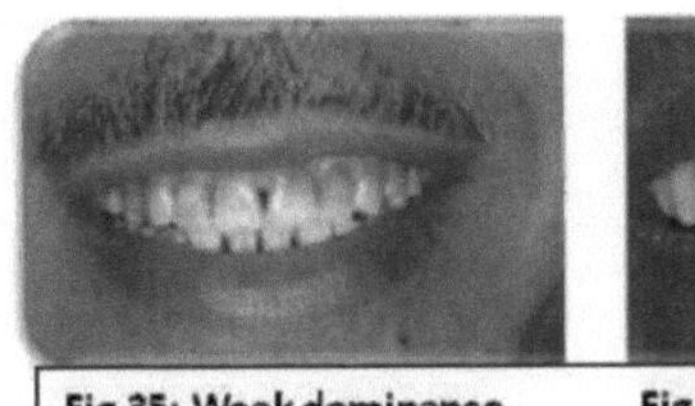
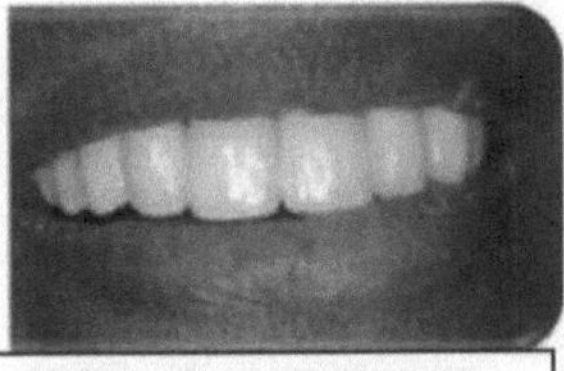

Nos rostos adornados por um belo sorriso, a dominância da boca ultrapassa a dos olhos. A dominância na dentição é regida pela

- Forma: uma forma arrojada e caraterística do indivíduo
- Tamanho: os incisivos centrais e os caninos são maiores
- Cor: segmento anterior mais branco e mais brilhante

A dentição anterior pode apresentar uma dominância individual de um ou dois dentes ou pode ser alterada para produzir uma dominância segmentar do segmento anterior, que é mais popular e apelativa para os pacientes.

Os incisivos centrais desempenham um papel fundamental na dominância de um sorriso.

Proporção: divina/dourada e razão repetida

A proporção é a chave para uma dentição harmoniosa quando consistente com as caraterísticas faciais do paciente. **(Fig: 37)**

A proporção, quando considerada, implica a proporção de

* Dentes individuais: relação altura/largura
* Dentes anteriores: relação entre si
* Segmento anterior para segmentos posteriores - Dentes para toda a face

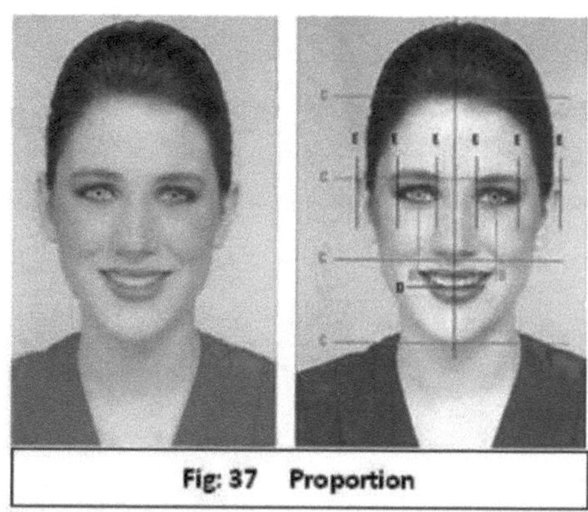

PROPORÇÕES FACIAIS (**Fig. 38**)

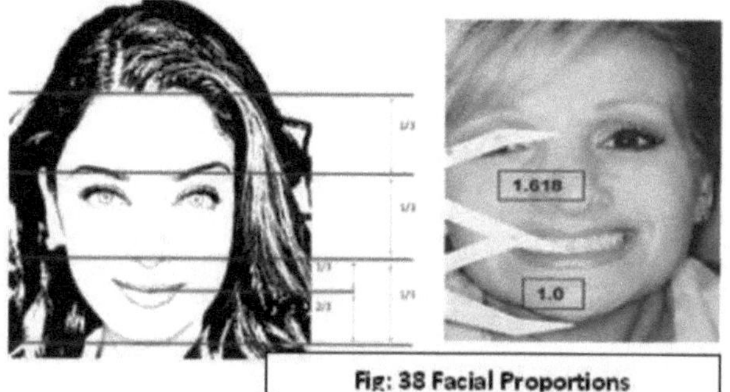

Proporções douradas **(Fig: 39)**

O princípio matemático conhecido como "proporção áurea" está relacionado com as proporções da dentição. É conhecido como rácio de repetição quando uma superfície é dividida com sucesso em peças que são diferentes em tamanho e forma, mas ainda assim ligadas umas às outras.

Existem inúmeros exemplos de proporção na natureza e na arte, mas quando uma superfície é dividida pela proporção áurea, é alcançado um equilíbrio que não pode ser alcançado quando uma superfície é dividida por qualquer outro número, o que resulta num efeito psicológico de apreciação estética.

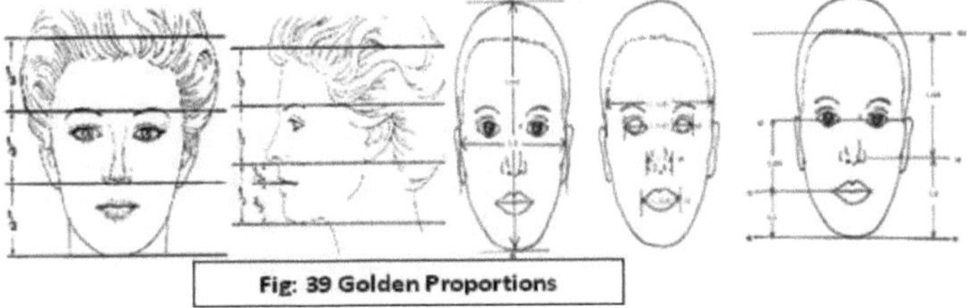

Limitações da proporção áurea

• Dá ênfase apenas à largura, mas também deve relacionar a relação altura-largura.

• Atualmente, é considerado clinicamente limitador e não pode ser aplicado a todas as situações.

Como resultado, a proporção das larguras dos dentes que se sucedem, vistas da face frontal, deve permanecer constante à medida que se viaja para a distância, de acordo com o conceito de proporção dentária estética recorrente. Isso é conhecido como proporção de repetição. Por exemplo, quando o observador avança distalmente, a proporção entre as larguras dos dentes centrais e laterais é mantida entre todos os dentes.

(Fig. 40)

$$\frac{S}{L} = \frac{L}{S} + L = \frac{2}{1 + \sqrt{5}} = 0.618$$

Fig 40: Recurring Proportion Formula

Abatimento progressivo/Gradação: princípio da gradação de tamanho

Existe uma progressão bilateral natural no tamanho e na forma dos dentes, desde o incisivo central até ao dente visível mais posterior. O incisivo central, o dente chave na dentição anterior, parecerá maior, subsequentemente os laterais e caninos serão progressiva e proporcionalmente reduzidos em tamanho. (Fig. 41: Diminuição progressiva da dentição anterior para a posterior)

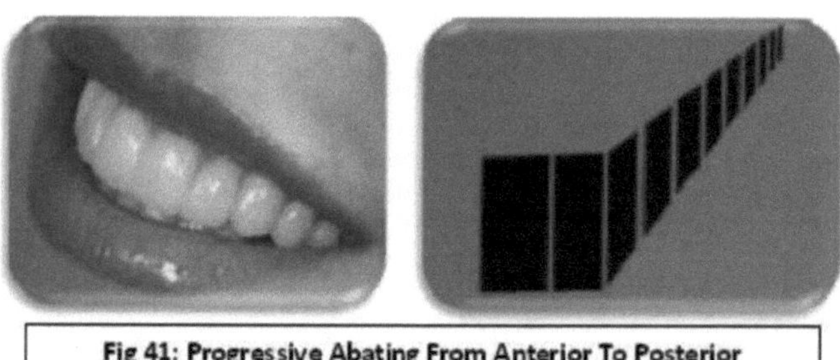

Os elementos mais importantes para alcançar este resultado são os caninos e os dentes pré-molares e as posições que ocupam.

Na perceção de um sorriso bonito, os elementos-chave são:

- A ilusão de profundidade e distância

- A elevação gradual do plano oclusal posterior

O espaço negativo que ocorre entre as superfícies vestibulares desses dentes e o canto da boca é chamado de corredor vestibular ou espaço negativo lateral. Da mesma forma, na região anterior, existe um espaço escuro entre a parte anterior e o lábio inferior, denominado espaço negativo anterior. Estes espaços negativos proporcionam contraste ao sorriso e conferem uma aparência externa dinâmica de acordo com a personalidade do paciente. A ausência de espaços negativos dará um aspeto protético artificial e demasiado contornado **(Fig. 42, 43, 44)**

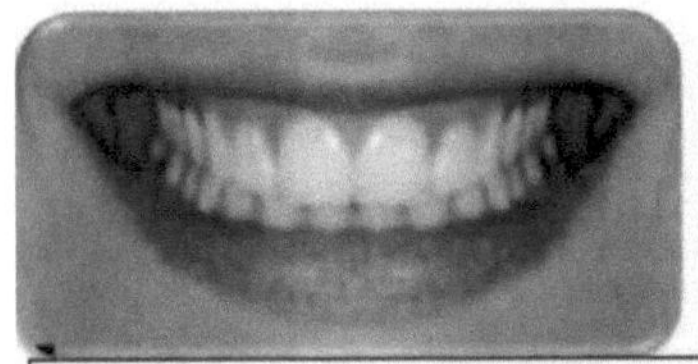

Fig 42: Lateral Negative Spaces

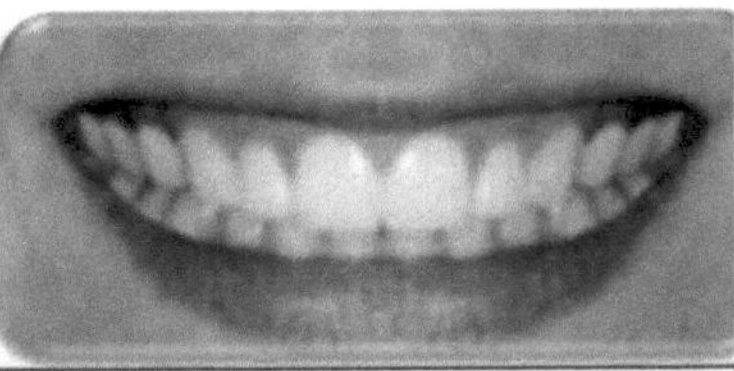

Fig 43: Absence of Buccal Corridor

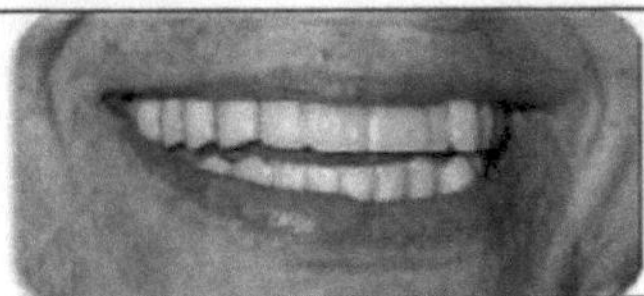

Fig 44: Over- Contoured Prosthetic Look

COMPONENTES DE UM SORRISO ESTÉTICO

Os componentes dentários e faciais devem estar perfeitamente sincronizados para criar um sorriso esteticamente agradável. Os tecidos duros e moles do rosto fazem parte da composição facial. Mais especificamente, a composição dentária refere-se aos dentes e à forma como estes interagem com os tecidos gengivais. O desenho de um sorriso deve ter sempre em consideração tanto a estrutura facial como a estrutura dentária.[43]

Composição facial

Os critérios estéticos padrão, como o alinhamento adequado, a simetria e a proporção facial, são a base da beleza facial. É frequentemente utilizada uma abordagem multidisciplinar na análise, avaliação e planeamento do tratamento da estética facial. As disciplinas possíveis incluem a ortodontia, a cirurgia ortognática, a terapia periodontal, a medicina dentária estética e a cirurgia plástica. Por conseguinte, a melhor beleza dentária e facial resulta de uma abordagem estética ao tratamento do doente.[44] No entanto, na nossa prática clínica, limitamos a remodelação do sorriso exclusivamente à composição dentária, a menos e até que exista uma diferença visível no rosto.

Há duas caraterísticas faciais que desempenham um papel importante no desenho do sorriso:

1. *A linha interpupilar:*

   A linha interpupilar deve ser perpendicular à linha média da face e paralela ao plano oclusal.

2. *Os Lábios:*

   Os lábios são importantes, uma vez que criam os limites do desenho do sorriso. Se nos depararmos com grandes discrepâncias nos dois factores acima mencionados, então temos de considerar seriamente a correção da composição facial, antes de nos aventurarmos na correção da composição dentária.[28]

Em termos clássicos, as dimensões horizontais e verticais de uma face ideal são as seguintes [2,45]

1. Horizontal:

A largura do rosto deve ser a largura de cinco "olhos". A distância entre a sobrancelha e o queixo deve ser igual à largura do rosto (**Fig. 45)**

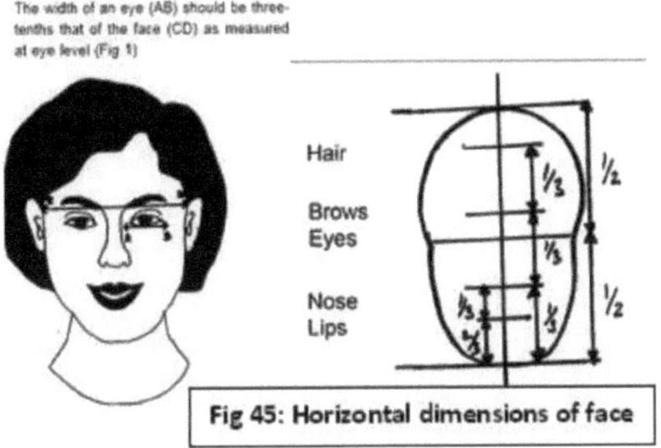

Fig 45: Horizontal dimensions of face

2. Vertical:

A altura do rosto divide-se em três partes iguais, desde a parte anterior da cabeça até à linha das sobrancelhas, desde a linha das sobrancelhas até à base do nariz e desde a base do nariz até à base do queixo. O rosto inteiro divide-se em duas partes, sendo os olhos a linha média. A parte inferior da face, desde a base do nariz até ao queixo, está dividida em duas partes, formando o lábio superior um terço da mesma e o lábio inferior e o queixo dois terços. (**Fig. 46, 47, 48)**

O comprimento do queixo (AB) deve ser um quinto da altura total (CD) do rosto (Fig: 65) A boca ideal (AB) é 50% da largura do rosto (CD) medida ao nível da boca (Fig: 66)

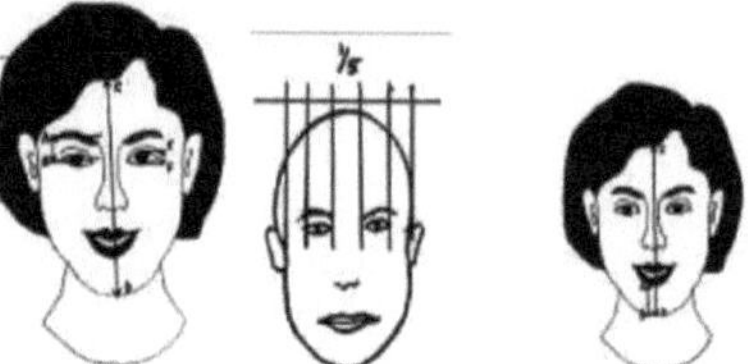

Fig 46: Vertical Dimensions of Face **Fig 47: Chin Length** **Fig 48: Ideal Mouth**

A forma básica do rosto, quando vista de frente, pode ser uma das seguintes:

1. Quadrado
2. Afunilamento
3. Cónico quadrado
4. Ovoide

O perfil lateral de um indivíduo pode ser qualquer um dos seguintes:

1. Direto
2. Convexo
3. Côncavo

Estes factores desempenham um papel na determinação do tamanho, forma e perfil lateral do dente; em suma, a morfologia do dente depende da morfologia facial.[46,47]

Os elementos vitais da conceção do sorriso incluem o seguinte:

1. Componentes dos dentes

a. Linha média dentária
b. Comprimentos incisais (posições dos bordos incisais)
c. Dimensões dos dentes
d. Pontos zenitais
e. Inclinações axiais
f. Área de contacto interdental (ACI) e ponto (PIC)
g. Embrasadura incisal
h. Sexo, personalidade e idade

i. Simetria e equilíbrio

2. Componentes de tecidos moles
   a. Saúde gengival
   b. Níveis e harmonia gengival
   c. Embrasadura interdental
   d. Linha do sorriso

O papel de cada um dos factores acima mencionados na conceção do sorriso é apresentado mais adiante.

COMPONENTES DENTÁRIOS DA CONCEPÇÃO DO SORRISO

A. <u>LINHA MÉDIA DENTÁRIA</u>:

A interface de contacto vertical entre dois centros maxilares é designada por linha média. Ela deve ser paralela à linha média da face e perpendicular ao plano incisal. Pequenas diferenças entre as linhas médias das estruturas faciais e dentárias são aceitáveis e frequentemente indetectáveis.48 Uma linha média inclinada, por outro lado, seria mais percetível e menos desejável. Desde que a linha média dentária seja paralela à linha interpupilar, uma discrepância de não mais de 2 mm é ocasionalmente aceitável do ponto de vista estético. A avaliação da linha média pode ser guiada por uma série de pontos de referência anatómicos, incluindo a linha média do nariz, testa, queixo, filtro e plano interpupilar.[49] Um destes pontos de referência anatómicos com maior precisão é o filtro do lábio. Exceto em circunstâncias que envolvam cirurgia, um acidente ou uma fenda, está sempre no meio da face. A papila entre os centrais deve encontrar o centro do filtro, que corresponde ao centro do arco do cupido (forma do lábio). Se a linha média estiver deslocada e estas duas estruturas forem idênticas, o problema é normalmente a inclinação incisal. Um verdadeiro desvio da linha média está presente se a papila e o filtro não coincidirem. Em comparação com uma linha média que não intersecta o filtro, uma que não intersecta a papila é mais significativa. Para avaliar a linha média, deve-se sempre considerar

1. Localização
2. Alinhamento.

A linha média deve ser

a. *Paralelo ao eixo longo da face:* O ângulo de reta que forma o contacto entre os centros deve ser paralelo ao eixo maior da face;

b. *Perpendicular ao plano incisal:* O ângulo da linha que forma o contacto entre os centrais deve ser perpendicular ao plano incisal e

c. *Sobre a papila:* A linha média deve cair diretamente para baixo a partir da papila.

Uma transferência do arco facial ou mesmo um bastão de referência alinhado paralelamente ao plano interpupilar fornece informações úteis na comunicação laboratorial relativamente à inclinação da linha média e à possível presença de um plano incisal inclinado.[50]

As linhas médias maxilar e mandibular não coincidem em 75% dos casos. Por conseguinte, não é aconselhável utilizar a linha média mandibular como ponto de referência para estabelecer a linha média maxilar. A incompatibilidade entre as linhas médias maxilar e mandibular não afecta a estética, uma vez que os dentes mandibulares não são normalmente visíveis ao sorrir.

B.   <u>COMPRIMENTOS INCISAIS (POSIÇÕES DOS BORDOS INCISAIS):</u>

A posição da borda incisal maxilar, uma vez estabelecida, serve como referência para determinar a proporção ideal do dente e os níveis gengivais, tornando-se o fator mais significativo na conceção de um sorriso utilizando proporções dentárias. Os parâmetros utilizados para ajudar a estabelecer a posição do bordo incisal do maxilar são:

1. Grau de visualização dos dentes
2. Fonética
3. Contributos dos doentes

Grau de exposição dos dentes: Quando a boca está relaxada e ligeiramente aberta, 3,5 mm do terço incisal do incisivo central superior devem ser visíveis num indivíduo jovem. Com o aumento da idade, a diminuição do tónus muscular resulta numa menor exposição dos dentes.

Fonética: A fonética é um fator determinante do comprimento do dente. Para determinar o apoio adequado dos lábios, da língua e das incisais e a posição dos dentes, é necessário que o paciente se sente ereto ou de pé durante os exercícios fonéticos. [51,52] As várias fonéticas utilizadas são as seguintes:

- <u>Som M:</u> Após a pronúncia, os lábios voltam à sua posição normal de repouso, permitindo a avaliação da quantidade de exposição do dente em posição de repouso.
- <u>Som de "E":</u> A posição do bordo incisal maxilar deve ser posicionada a meio caminho entre o lábio superior e inferior durante o som de "E".
- <u>Sons F e V:</u> Os sons fricativos são produzidos pela interação do bordo incisal do maxilar com o bordo interno do vermelhão dos lábios inferiores. Assim, os sons fricativos ajudam a determinar a posição labio-lingual e o comprimento dos dentes maxilares.
- <u>Som de S:</u> Durante a pronúncia, os incisivos centrais inferiores são posicionados 1 mm atrás e 1 mm abaixo da borda incisal maxilar.

Contribuição do paciente: A pré-visualização cosmética intra-oral e as restaurações provisórias ajudam a confirmar a colocação correta da posição final do bordo incisal. Os desejos do paciente devem ser satisfeitos da melhor forma possível, desde que não interfiram com os parâmetros discutidos anteriormente. A posição correta da borda incisal é crucial porque está relacionada com a inclinação dos dentes anteriores, os contornos labiais, o suporte labial, a orientação anterior, os contornos linguais e a exposição do dente.

A inclinação de cada dente anterior é determinada pela combinação de um correto apoio labial e pela posição lábio lingual do bordo incisal. Esta localização influencia a orientação anterior e os contornos labiais e linguais. Em suma, todos estes factores desempenham um papel dominante tanto na estética como na função.

C.   <u>DIMENSÕES DOS DENTES</u>

Uma proporção dentária correta está relacionada com a morfologia facial e é essencial para criar um sorriso esteticamente agradável. *A dominância central* dita que os dentes centrais devem ser os dentes dominantes no sorriso e devem apresentar proporções agradáveis. Eles são a chave do sorriso. As proporções dos centrais devem ser estética e matematicamente corretas. O *rácio largura/comprimento* dos *centrais* deve ser de aproximadamente *4:5 (0,8-1,0);* um intervalo para a sua largura de 75-80% do seu comprimento é mais aceitável. A forma e a localização dos centrais influenciam ou determinam a aparência e a colocação dos laterais e caninos.

Várias orientações para estabelecer proporções corretas num sorriso esteticamente agradável:

    1. Proporção dourada (Lombardi),

    2. Proporções dentárias estéticas recorrentes (Enfermaria),

    3. Proporções M (Methot)

    4. Os indicadores estéticos de Chu.

O ponto importante a ser observado aqui é que não é o tamanho real, mas sim o tamanho percebido, que essas proporções são baseadas quando vistas do aspeto facial (em suma, é a distância entre os ângulos de linha proximais dos dentes).

1. Proporção áurea (Lombardi): Quando visto da face, a largura de cada dente anterior é 60% da largura do dente adjacente (razão matemática sendo 1.6:1:0.6). É difícil de aplicar, uma vez que os pacientes têm diferentes formas de arco, anatomia labial e proporções faciais. A adesão estrita aos cálculos da proporção áurea limita a criatividade, o que pode levar ao fracasso cosmético.[12] **(Fig. 49)**

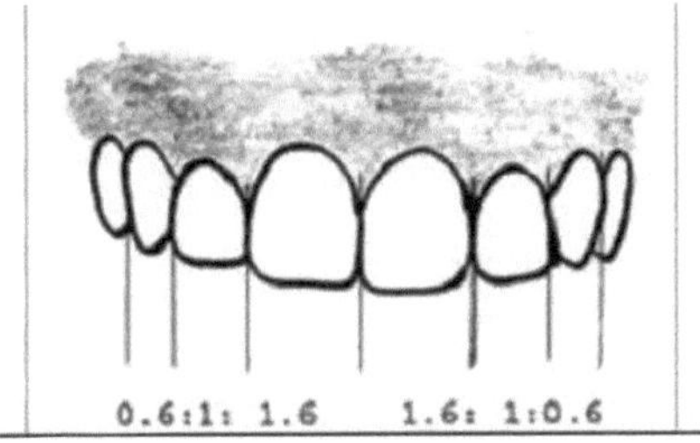

Fig 49: Golden Proportions based on apparent width from the frontal view

2. Proporção dentária estética recorrente (Ward): A proporção sucessiva da largura, quando vista do aspeto facial, deve permanecer constante à medida que nos movemos para trás da linha média. Isto oferece uma grande flexibilidade para combinar as propriedades do dente com a proporção facial. **(Fig. 50)**

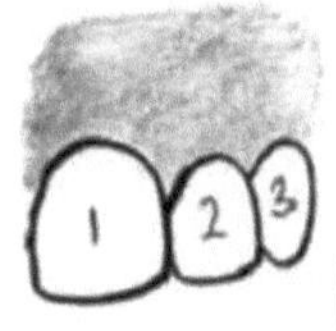

2/1 = constant x

3/2 = constant x

Fig 50: Recurring esthetic dental proportion

3. Proporções M (Methot): Este método compara a largura do dente com a largura da face usando

um software. Toda a análise é efectuada no computador e, por conseguinte, envolve mais a matemática do que a análise artística.

4. Os medidores estéticos de ChuA investigação do Dr. Chu refuta a proporção áurea e apoia a teoria RED de Levin. Existem vários medidores disponíveis para simplificar a análise intra-oral. Os medidores permitem uma análise rápida e direta e o diagnóstico de problemas de largura dos dentes, problemas de comprimento dos dentes e discrepâncias de comprimento gengival. O código de cores predefine as proporções dentárias desejadas, tornando a leitura mais rápida e fácil do que qualquer outro instrumento. Os medidores são também utilizados como guia de referência entre o clínico e o técnico de laboratório, reduzindo a probabilidade de erros de comunicação. Estas diretrizes são utilizadas em vez de

uma fórmula matemática rigorosa. Em vez de utilizar uma fórmula, a maioria dos autores aconselha a geração de harmonia e equilíbrio pela visão através do ajuste correto e da avaliação dos provisórios.[53]

Os factores que orientam as dimensões individuais dos dentes são os seguintes

Incisivo central do maxilar:

As centrais são o ponto focal de um sorriso estético e criam a dominância central, tal como descrito anteriormente. O comprimento aproximado da central deve ser de 10-11 mm e a largura é calculada em conformidade, de modo a que o rácio se situe entre 75 e 80%

Incisivo lateral do maxilar:

São a parte lúdica do sorriso. Proporcionam individualidade, nunca são simétricos e influenciam a caraterização do género.

Canino maxilar:

Desempenham um papel fundamental na criação de um sorriso agradável, uma vez que são a junção entre os segmentos dentários anterior e posterior; por conseguinte, apenas a metade mesial do canino é visível da vista frontal quando o paciente sorri; apoiam os músculos frontais - o tamanho e a caraterística do corredor bucal são determinados pelo tamanho, forma e posição do canino e o canino representa a caraterização da personalidade (masculino: vigoroso e agressivo; feminino: delicado e suave).

Além disso, temos de ter em conta que o incisivo central é mais largo do que o lateral em 2-3 mm e o canino em 1-1,5 mm; o canino é mais largo do que o lateral em 1-1,5 mm e o canino e o central são mais compridos do que o lateral em 1-1,5 mm.

Bicúspides maxilares:

Desempenham um papel muito importante no desenho da arcada. Devem preencher o corredor bucal.[54]

Corredor bucal: refere-se ao espaço escuro (espaço negativo) visível durante a formação do sorriso entre os cantos da boca e as superfícies vestibulares dos dentes superiores [**Fig. 51: a), b)**]

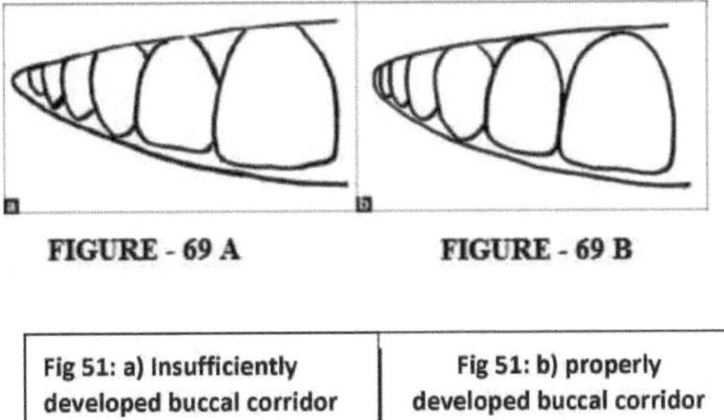

O seu aspeto é influenciado por:

1. A largura do sorriso e da arcada maxilar,

2. O tónus dos músculos faciais,

3. O posicionamento da face vestibular dos pré-molares superiores

4. A proeminência dos caninos, particularmente no ângulo distal da linha facial e

5. Qualquer discrepância entre o valor dos pré-molares e os seis dentes anteriores.

A forma da arcada tem uma influência direta no corredor bucal.[55] A arcada ideal é larga e tem a forma de um U. Uma arcada estreita é geralmente pouco atractiva. O espaço negativo e pouco atrativo deve ser reduzido ao mínimo. Este problema pode ser resolvido ou minimizado através da restauração dos pré-molares. O corredor bucal não deve ser completamente eliminado porque uma pitada de espaço negativo dá ao sorriso uma sugestão de profundidade.

Em última análise, não existe uma fórmula para a estética anterior; em vez disso, a estética final é uma combinação de

1. Linhas de orientação para a proporção dos dentes,

2. A perceção do próprio doente,

3. Influências culturais e sociais, 4. Influências artísticas do dentista e

5. Comunicação efectiva com o laboratório.

D. PONTOS DE ZÉNITE

Os pontos zenitais são a posição mais apical da margem cervical do dente, onde a gengiva é mais recortada. Localiza-se ligeiramente distal à linha vertical traçada ao longo do centro do dente. A lateral é uma exceção, pois o seu ponto zenital pode estar localizado centralmente.[56] **(Fig: 52** - *Zénite e papilas gengivais - Arranjo do zénite definido pelas inclinações do longo eixo dos dentes anteriores superiores: no meio do canino, 0,5mm distal ao incisivo lateral; 1mm distal aos incisivos centrais (setas brancas). Papila entre os incisivos centrais preenchendo o espaço até a metade da altura das coroas desses dentes e diminuindo gradativamente de altura para distal).*

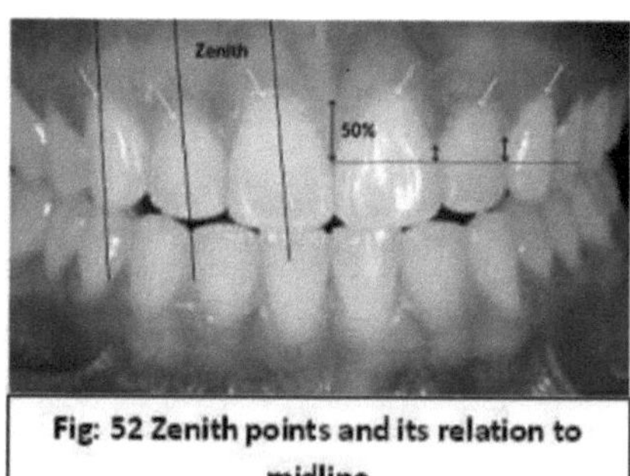

Fig: 52 Zenith points and its relation to midline

O estabelecimento da localização correta dos pontos zenitais é um passo crítico na alteração das dimensões mesial e distal,

1. Fecho do diastema: deslocar os pontos zenitais

2. Proporcionar a ilusão de movimento corporal e reduzir a forma triangular exagerada

3. Correção da angulação dentária.

E. <u>INCLINAÇÕES AXIAIS :</u>

A inclinação axial compara a linha média vertical central com o alinhamento vertical dos dentes maxilares, que são visíveis na linha do sorriso. A inclinação mesial de cada dente anterior sucessivo deve aumentar natural e gradualmente do central para o canino. Os caninos devem ser ligeiramente mais pronunciados do que os laterais e devem ser menos evidentes com os centrais. A inclinação axial dos dentes anteriores e a própria linha média, assumindo que está num ângulo reto com o plano incisal, estarão ambas erradas se o plano incisal estiver inclinado.[54.]

A avaliação da inclinação axial pode ser feita numa fotografia dos dentes anteriores numa vista frontal. É traçada uma linha em cada dente a partir do meio do bordo incisal até à linha média do dente na sua interface gengival. A inclinação axial também pode referir-se ao grau de inclinação em qualquer plano de referência.

O guia para a inclinação labio-lingual é o seguinte:

1. Incisivo central do maxilar - posicionado verticalmente ou ligeiramente para lábio

2. Incisivo lateral do maxilar - a cervical está inserida, o bordo incisal está ligeiramente inclinado para labial.

3. Canino maxilar - área cervical posicionada labialmente, ponta da cúspide angulada lingualmente <u>ÁREA E PONTO DE CONTACTO INTERDENTAL</u>

1. Área de contacto interproximal (ICA):

É definida como a zona ampla em que dois dentes adjacentes se tocam. Segue a regra 50:40:30 em referência ao incisivo central superior. O aumento do ACI ajuda a criar a ilusão de dentes mais compridos por serem mais largos e também se estendem apicalmente para eliminar os triângulos negros. **(Fig: 53, 54, 55)**

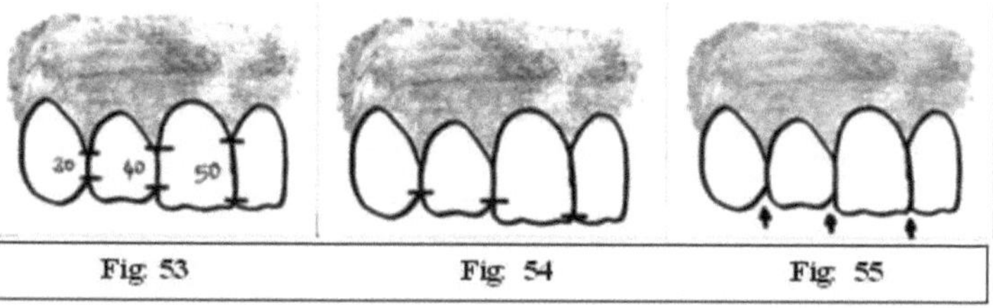

Fig 53: ICAs - regra 50:40:30,

Fig. 54: PIC - move-se apicalmente à medida que passamos de central para canino,

Fig. 55: Entalhe incisal - aumento de tamanho e profundidade do central para o canino

2. Ponto de contacto interproximal (ICP):

   É o aspeto mais incisal da ACI. Regra geral, a PCI move-se apicalmente, quanto mais posterior se afasta da linha média **(Fig. 54)**

E. <u>EMBRASADURAS INCISAIS</u>

As incisuras devem apresentar um aumento natural e progressivo em tamanho ou profundidade do central para o canino. Isto é uma função da anatomia destes dentes e, como resultado, o ponto de contacto move-se apicalmente à medida que avançamos do central para o canino **(Fig. 55)**

Os pontos de contacto na sua progressão apical devem imitar a linha do sorriso.[55]

Se a profundidade e a variação da incisão não forem adequadas, o

   1. Faz com que os dentes pareçam demasiado uniformes e

   2. Tornar as áreas de contacto demasiado longas e dar à dentição um aspeto de caixa.

D. Se as bordas incisais não se desenvolverem corretamente, os incisivos perderão a sua singularidade.

   Além disso, as bordas incisais que são excessivamente profundas têm a tendência de fazer com que os dentes pareçam anormalmente pontiagudos.

O canto mesioincisal de um dente é frequentemente mais arredondado do que o seu canto distal à incisal.

E.   SEXO, IDADE E PERSONALIDADE:

Pequenas diferenças no comprimento, forma e posicionamento dos dentes maxilares permitem uma caraterização dramática. [75]

Idade - Incisivo central do maxilar

- *Dentes jovens:* rebordo incisal não desgastado, embrasadura incisal definida, croma baixo e valor elevado
- *Dentes envelhecidos:* mais curtos; por conseguinte, menos exibição do sorriso, mínima abertura incisal, croma elevado e baixo valor **Sexo - Incisivos maxilares**
- *Forma feminina:* redonda, suave e delicada
- *Forma da f. masculina:* cuboidal, dura e vigorosa

Personalidade - Canino maxilar

- *Agressivo, hostil e zangado:* forma de cúspide longa e pontiaguda
- *Passivo, macio:* rombo, arredondado, forma de cúspide curta

F.   SIMETRIA E EQUILÍBRIO

A simetria é a disposição harmoniosa de vários elementos em relação uns aos outros. A simetria do comprimento e da largura é fundamental para as regiões centrais. Torna-se menos absoluta à medida que nos afastamos da linha média

Simetria estática: imagem em espelho, incisivos centrais superiores

Simetria dinâmica: dois objectos muito semelhantes mas não idênticos. Jogar com a imperfeição perfeita nas laterais e nos caninos permite obter um sorriso mais vital, dinâmico, único e natural. [34]

O equilíbrio é observado à medida que os olhos se afastam distalmente da linha média, de modo a que tanto o lado direito como o lado esquerdo do sorriso estejam bem equilibrados.

COMPONENTE DE TECIDO MOLE DO DESENHO DO SORRISO

A.   SAÚDE GENGIVAL

A gengiva serve de estrutura para os dentes, pelo que a saúde gengival tem um impacto significativo no sucesso estético final do caso. Antes de iniciar qualquer tratamento, é fundamental assegurar que os tecidos gengivais estão em perfeito estado de saúde.[58]

A gengiva saudável é normalmente

1. Cor rosa pálido, pontilhado, firme e com uma superfície mate;
2. Localizado facialmente - 3 mm acima do osso da crista alveolar e
3. Localizada interdentalmente - 5 mm acima da papila óssea intercrestal deve ser pontiaguda e deve preencher o espaço gengival até à área de contacto.

B.   NÍVEL E HARMONIA GENGIVAL

Um sorriso harmonioso é conseguido estabelecendo os níveis gengivais adequados para cada dente individual. A altura gengival cervical dos centrais (posição ou nível) deve ser igual em ambos os lados. Pode também ser comparável à dos caninos. Os laterais devem apresentar o mesmo nível gengival, o que é aceitável. Recomenda-se mostrar uma subida e descida no tecido mole, tendo o contorno gengival sobre os laterais colocados em direção à incisal, em comparação com o nível de tecido dos centrais e caninos, uma vez que o sorriso resultante pode ser demasiado uniforme de outra forma. (**Fig: 56**). A margem gengival do incisivo lateral está 0,5-2,0 mm abaixo da margem dos incisivos centrais. O posicionamento gengival menos desejável sobre os laterais é que seja apical ao dos centrais e/ou caninos. [55]

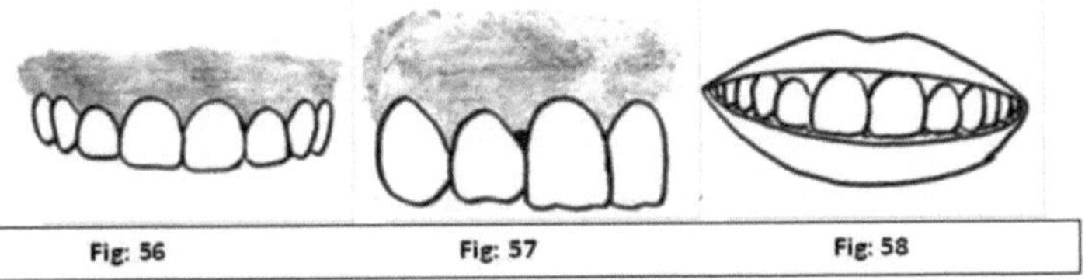

| Fig: 56 | Fig: 57 | Fig: 58 |

Fig. 56: Nível gengival ideal - centrais e caninos ao mesmo nível e laterais cervicais a eles

Fig 57: Embrasura interdental - mostrando o triângulo preto

Fig. 58: Linha do sorriso que segue o bordo superior do lábio inferior

Os laterais do maxilar e os incisivos inferiores devem ter formas gengivais simétricas semi-ovais ou semi-circulares. A forma gengival dos centrais e caninos superiores deve ser mais elíptica. Uma vez que o zénite gengival coincide com o longo eixo dos incisivos laterais superiores e se situa distalmente aos longos eixos dos centrais e caninos superiores, como foi referido anteriormente. [56,59]

C. EMBRASURA INTERDENTAL (EMBRASURA CERVICAL)

A escuridão da cavidade oral não deve ser visível no triângulo interproximal entre a gengiva e a área de contacto. Se o ponto mais apical da restauração estiver a 5 mm ou menos da crista do osso, então os triângulos negros serão evitados. Por vezes, isto exigirá uma área de contacto longa que se estenderá em direção à cervical. Isto encorajará a formação de uma papila saudável e pontiaguda, em vez da forma de tecido embotado que muitas vezes resulta num triângulo preto[60] . Por outro lado, um embrasure cervical desenvolvido incorretamente que envolva restaurações volumosas e demasiado estendidas resultará num perfil de emergência incorreto e em tecidos gengivais inchados e inflamados[61] .

LINHA DO SORRISO

Uma linha imaginária que corre ao longo das margens incisais dos dentes anteriores superiores é chamada de linha do sorriso, e deve refletir a curvatura da borda superior do lábio inferior quando uma pessoa sorri. Os centrais devem parecer ligeiramente mais compridos do que os caninos ao longo do plano incisal ou, pelo menos, não mais curtos, de acordo com outro quadro de referência para a linha do sorriso. Este método é especialmente útil para criar sorrisos com uma curvatura labial considerável ou lábios simétricos. A linha de sorriso invertida ou linha de sorriso inversa ocorre quando os centrais parecem mais curtos do que os caninos ao longo do plano incisal. A linha dos lábios não deve ser confundida com a linha do sorriso. Refere-se à posição da borda inferior do lábio superior durante a formação do sorriso e, portanto, determina a exibição do dente ou da gengiva nessa interface de tecido duro e mole. Em condições ideais, a margem gengival e a linha do lábio devem ser congruentes ou pode haver uma exposição de 1 - 2 mm do tecido gengival. A apresentação de 3-4 mm ou mais de gengiva (sorriso gengival) requer frequentemente um recontorno periodontal cosmético para alcançar um resultado ideal[62] . Finalmente, a morfologia individual do dente tem de imitar a natureza, uma vez cumpridos todos os factores acima mencionados.[40] Além disso, a seleção da cor adequada tem de ser feita para realçar todo o trabalho árduo do design do nosso sorriso. A seleção da cor deve ser personalizada para cada indivíduo. Deve ser natural e policromática. O corpo do dente pode ser bastante uniforme na cor, mas o terço gengival deve ser visivelmente mais rico em croma. O croma também deve aumentar do centro para o canino, tendo o canino um croma mais elevado.[63]

ARTE DA ILUSÃO

A ilusão é a prática de alterar a perceção para fazer com que algo pareça ser algo que não é. Um dos principais objectivos da medicina dentária estética é produzir ilusões. A arte e a ciência de esconder uma restauração ou de fundir um dente inestético numa arcada dependem inteiramente da capacidade de criar ilusões plausíveis através da alteração das percepções.

PRINCÍPIOS DA PERCEPÇÃO VISUAL

Vários princípios básicos de ilusão, tais como os utilizados para descrever a forma, a luz, a sombra e a linha, são especificamente aplicados à medicina dentária.

PRINCÍPIO DA ILUMINAÇÃO-

"A luz aproxima-se e a escuridão afasta-se" - para tornar os dentes maiores ou mais pequenos. Em restaurações de cerâmica, a alteração dos ângulos da linha de transição através do contorno pode não ser tão viável, então o princípio da iluminação é mais viável. A área para além da face aparente deve ser corada mais escura para dar a ilusão de que os ângulos da linha de transição foram movidos para tornar o dente maior ou menor. **(Fig. 59, 60, 61)**

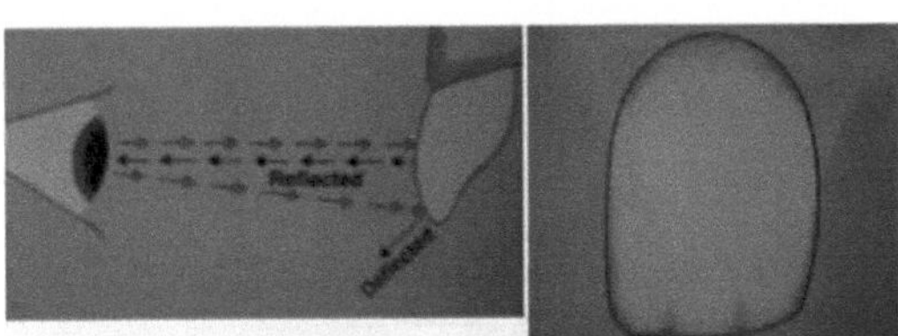

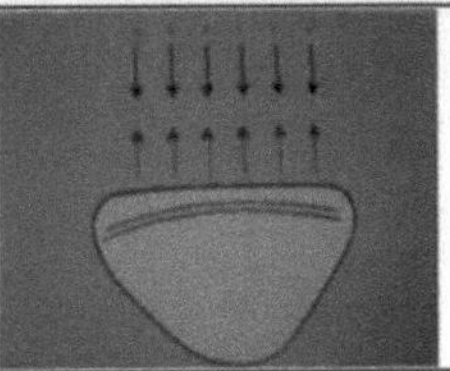

Linguagem estética

Os materiais utilizados para criar arte - pincéis, tintas, carvão, pedras, madeira, telas e papel - pouco mudaram ao longo dos anos. O encontro entre a ferramenta e o suporte, que produz um ponto, principal componente da linguagem estética, constitui a totalidade do ato material de criação.

Meios de estética

O PONTO

O ponto pode ser considerado como a forma básica mais pequena na sua forma material, que pode variar em forma e tamanho. No entanto, a noção de forma básica mais pequena é difícil de definir. O ponto pode tornar-se mais pronunciado, pelo que é preciso aceitá-lo porque não há forma de o avaliar com precisão.

Representa uma ideia subconsciente ligada a uma forte restrição em termos da sua importância interior. Mantém firmemente a sua posição e não apresenta qualquer tendência para se mover em qualquer direção, seja para a frente, para trás ou horizontalmente. Apresenta uma extrema concisão e é totalmente estática.

A LINHA

Um impulso dado ao ponto geométrico provoca o aparecimento de uma reta geométrica invisível e imaterial. Uma linha reta existe quando uma força externa faz com que um ponto se desloque numa direção predeterminada com uma propensão para continuar a mover-se em direção ao infinito. A forma mais concisa de expressar as possibilidades ilimitadas de movimento é através de uma linha reta.

Princípio da linha-

"Fazer com que os dentes pareçam mais largos ou mais estreitos através da utilização de linhas horizontais e verticais. Bordos incisais rectos, linhas hipoplásicas brancas, coloração cervical e texturas são exemplos de linhas horizontais que dão a aparência de largura. A aparência de altura é reforçada por linhas verticais, tais como linhas hipoplásicas, sulcos de desenvolvimento acentuados e texturas verticais".

O AVIÃO

Quando se aplicam forças externas para além da tensão primária da linha, a linha tem o poder de criar um plano. O ponto material pode igualmente transformar-se num plano quando atinge uma dimensão específica, mas perderá o seu significado original nesse processo. O plano pode ser concetualmente reduzido a um espaço delimitado por duas linhas horizontais e duas verticais (**Fig. 62, Fig. 63**). O plano é afetado pela forma como as linhas horizontais e verticais são orientadas.

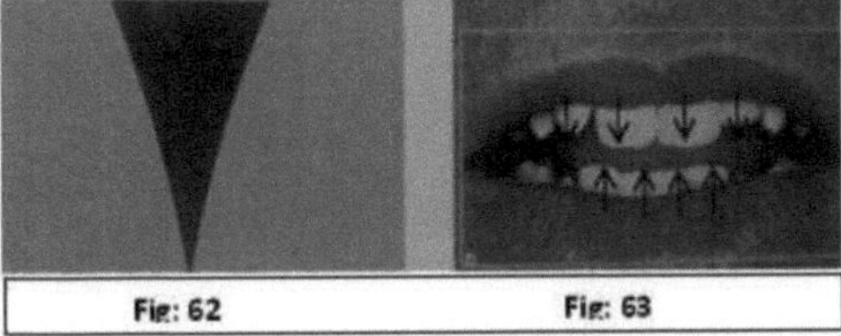

O FORMULÁRIO

Uma composição é uma organização precisa e lógica de uma variedade de elementos; a sua forma reflecte as tensões expressas pelas forças vivas contidas nesses elementos. Definimos o ponto como a forma mais concisa, introvertida e concêntrica, sublinhando a dualidade geométrica e psicológica do seu significado. Do mesmo modo, cada forma tem o seu significado interior, que tem origem na sua própria forma. A perceção deste significado não é objetiva, mas depende da recetividade do observador. A consideração objetiva das formas como normais ou naturais só emerge do hábito.

O carácter e o significado das formas

As tensões dinâmicas inerentes a cada elemento formal definem os pontos, as linhas e as formas, que exprimem simultaneamente a sua importância interior. O carácter de uma forma está intimamente ligado à sua constituição física e geométrica, é constante e apresenta sempre as mesmas caraterísticas. Qualquer que seja o ato ou o sentimento do seu observador, uma figura circular nunca terá o mesmo carácter que uma figura alongada. O quadrado e o redondo são sempre iguais. É sobretudo a geometria. Mas os atributos geométricos de uma forma têm sempre significados psicológicos que influenciam a sua relevância.

DIREITO DO ROSTO

Quando se olha para um dente a partir do aspeto facial ou bucal, a área na superfície facial dos dentes anteriores e posteriores que é delimitada pelos ângulos da linha de transição é conhecida como a face do dente. As regiões mesial, distal, incisal e cervical são diferenciadas da superfície facial pelos ângulos das linhas de transição. Os ângulos das linhas de transição que definem os limites da superfície do dente são onde as sombras aparecem pela primeira vez. A porção da superfície facial que é visível para o espetador é conhecida como a face aparente do dente. De acordo com a lei das faces, as faces aparentes devem ser igualadas para que os dentes que são diferentes uns dos outros pareçam comparáveis. Faces aparentes iguais podem ser criadas reposicionando os ângulos de linha na superfície labial, o que promove uma sombra natural. As diferenças entre os dentes deslocam-se agora para as áreas de sombra e são, portanto, esteticamente aceitáveis, uma vez que são quase invisíveis para o observador.

TÉCNICAS BÁSICAS PARA CRIAR ILUSÕES >

Modelação e contorno :

A ilusão que é criada mais frequentemente envolve moldar ou esculpir os dentes para se assemelharem a um contorno diferente. As margens incisais de um dente relativamente branco serão claramente vistas em silhueta contra as sombras da cavidade oral, uma vez que o olho é extremamente sensível à forma da silhueta.

Pincus definiu a forma da silhueta como a área que reflecte diretamente a luz. Esta forma de silhueta pode ser alterada para produzir ilusões.

i. As linhas verticais acentuam a altura e diminuem a largura

ii. As linhas horizontais acentuam a largura e diminuem a altura

iii. As sombras acrescentam profundidade

iv. Os ângulos influenciam a perceção das linhas de intersecção

v. As linhas e superfícies curvas são mais suaves e agradáveis e são consideradas mais femininas do que os ângulos agudos.

vi. As superfícies caracterizadas ou texturadas produzem sombras e estas determinam a interpretação do contorno do dente.

A criação de uma ilusão bem sucedida em problemas de tamanho, espaço ou disposição requer uma quantidade substancial de planeamento prévio.

1. O doente deve ser observado cuidadosamente na fase de diagnóstico e devem ser obtidos moldes de estudo.

2. Determinar o trabalho interdisciplinar pré-protético que pode e deve ser efectuado.

3. Através de imagens computorizadas ou maquetas em cera, simulam as alterações previstas e mostram-nas ao doente.

4. Uma restauração provisória actuará como um guia definitivo para aperfeiçoar a sua ilusão e deve ser feita após a preparação, antes da impressão final.

5. Na fase de prova, a restauração provisória é caracterizada para aperfeiçoar a ilusão.

O olho é mais sensível ao contorno do que à forma da superfície, mas o fator mais importante para criar ilusão e controlar os reflexos da luz é o contorno da superfície.

Destaques da caraterização da superfície:

*   Observe atentamente os dentes a restaurar e os dentes adjacentes para obter pormenores sobre a textura pretendida.

*   A textura pode apresentar-se sob a forma de convexidades, concavidades, ranhuras, fissuras, manchas, sombras, reflexos.

*   Determinar a direção das linhas (horizontal/vertical/ambas)

*   Utilizar um spray de modelo num molde de estudo para aumentar a visibilidade da textura.

*   Tire um diapositivo ou uma fotografia de 35mm para estudar os reflexos de luz dos dentes adjacentes ou opostos.

*   O grau de suavidade ou rugosidade dos dentes adjacentes deve ser duplicado consoante a idade, o sexo, etc.

B. Disposição dos dentes

A colocação de dentes reparados é o segundo método mais comum para criar ilusões. O objetivo é alterar as inclinações axiais das superfícies labial/lingual ou mesial/distal dos dentes, o que é feito colocando um dente à frente ou atrás de outro, sobreposto ou rodado para ultrapassar o problema do espaço inadequado.

Lombardi oferece uma técnica para alterar a disposição dos dentes. O seu guia Um, Dois, Três inclui modificações incisais para alterar a idade, o sexo e a personalidade do paciente.

* Um refere-se ao incisivo central, representando a idade do paciente
* Dois refere-se ao incisivo lateral que exprime as caraterísticas sexuais do paciente
* Três refere-se à cúspide que denota o vigor ou a personalidade.

Para proporcionar o efeito pretendido, as modificações dos bordos incisais são silhuetadas contra o fundo intra-oral preto. Uma restauração provisória é essencial para ajudar o paciente a adaptar-se a uma disposição invulgar, como a sobreposição ou a rotação, que é difícil de aceitar numa restauração, mesmo que exista na dentição normal. Para além disso, conhecer a personalidade, a idade e as preferências estéticas do paciente ajuda o clínico a escolher a ilusão ideal.

ALTERAÇÃO DAS PERCEPÇÕES

O termo perspetiva é utilizado em medicina dentária para exprimir

* Como é que a perceção da forma de um dente individual pode ser alterada - (Alterações no interior do dente)
* Como é que os elementos de uma composição estética se podem afetar uns aos outros - (Alterações nos dentes adjacentes)

ALTERAR A PERCEPÇÃO DOS DENTES ATRAVÉS DE ALTERAÇÕES NOS DENTES ADJACENTES

TABLE:1 WIDENING ILLUSION

CLINICAL METHODS	INDICATION
Displace line angles laterally	Crowding
Flatten facial outline	Increase narrow pontic space
Highlight texture & gloss with horizontal lines & ridges.	Improve tooth proportions
Decrease facial embrasures	Correct elongated clinical crowns after periodontal or implant surgery
Displace proximal contacts labially	

TABLE :2 NARROWING ILLUSION

CLINICAL METHODS	INDICATION
Displace line angles medially	To close diastema
Increase convexity of facial outline	Reduce large pontic space
Highlight texture & gloss with vertical lines & ridges.	To control tooth proportions
Increase facial embrasures	
Displace proximal contacts lingually	
Shadow the proximal contacts with staining	

TABLE :3 SHORTENING ILLUSION

CLINICAL METHODS	INDICATION
Emphasize the prominence of cervical convexity	Asymmetry of maxillary central incisors
Displace the cervical convexity coronally	Long pontics
Accentuate the downward tilt of the incisal third	To control tooth proportions
Highlight texture and gloss with horizontal lines & ridges	To correct elongated crowns after periodontal surgery
Emphasize the cementoenamel junction	

TABLE: 4 LENGTHENING ILLUSION	
CLINICAL METHODS	INDICATION
Flatten the cervical convexity	Asymmetry of maxillary central incisors
Displace the cervical convexity apically	To correct a short maxillary incisor which cannot be surgically corrected
Highlight texture and gloss with vertical lines & ridges	
Lighten the cervical aspect	

TABLE: 5 AGE

CLINICAL METHODS	INDICATION
Flatten the cervical convexity	Asymmetry of maxillary central incisors
Displace the cervical convexity apically	To correct a short maxillary incisor which cannot be surgically corrected.
Highlight texture and gloss with vertical lines & ridges	
Lighten the cervical aspect	

TABLE: 6 GENDER

CLINICAL METHODS	INDICATION
Flatten the cervical convexity	Asymmetry of maxillary central incisors
Displace the cervical convexity apically	To correct a short maxillary incisor which cannot be surgically corrected.
Highlight texture and gloss with vertical lines & ridges	
Lighten the cervical aspect	

ALTERAR A PERCEPÇÃO DOS DENTES ATRAVÉS DE ALTERAÇÕES NOS DENTES ADJACENTES

"O comprimento e a posição dos dentes são percepcionados por comparação ou contraste com os dentes adjacentes. As variações na forma dos dentes individuais podem levar a diferentes percepções dos dentes adjacentes. Os dentes da frente são sempre percepcionados em perspetiva uns dos outros. A regra básica é que tudo está relacionado com outra coisa."

Perspetiva por contraste

Ao alterar o comprimento dos dentes adjacentes, a impressão do comprimento do dente altera-se. Por exemplo, para mostrar a perceção do comprimento, os incisivos laterais ao lado dos incisivos centrais curtos podem ser encurtados para que os incisivos centrais apareçam contrastantemente longos.

Perspetiva paralela

Ao alterar o posicionamento axial de um determinado dente na arcada dentária, a ilusão de paralelismo é criada pelo colapso e alinhamento dos dentes adjacentes para criar uma inclinação compensatória que desvia a atenção de um único dente *Perspetiva de sombreamento*
Deve ser utilizada uma transição suave de saturação gradual dos incisivos centrais para os caninos para evitar uma mudança abrupta de cor dos incisivos para os caninos. Isto cria a ilusão de dominância dos incisivos centrais e um forte sentido de individualidade e diversidade dos dentes anteriores.

CLINICAL SITUATION	EFFECT	CHANGING PERSPECTIVE
Short lateral incisor	Central incisor appears too long	Lengthen the lateral incisor
Lateral incisor with same length as central	Smile lacking central dominance	Shorten the centrals
Congenitally missing lateral incisors	Canine in position of lateral incisor	Modify canine morphology to resemble lateral
Palatally placed lateral incisors	Centrals too prominent	Laterals moved facially
Central incisors tipped palatally	Lateral incisors appear facially placed	Lighter restoration shade and facial bulk for centrals to increase dominance
First premolar occupying a palatal position	Canine looks facially placed and prominent	Move or restore the premolar facially
All teeth with same chroma	Monochromatic appearance	Smooth transition with progressive shade saturation from centrals to canines
Higher chroma of endodontically treated incisor	Discolored incisors lacking dominance	Lighten the centrals and unite the composition

DIAGNÓSTICO E PLANEAMENTO DO TRATAMENTO EM PRÓTESE FIXA

Na medicina dentária atual, não vale a pena restabelecer os dentes de uma pessoa. Um número crescente de pacientes está a solicitar uma última aparência que não seja fisiológica e mecanicamente sólida, mas que seja adicionalmente satisfatória em termos de gosto. Para além da reparação e reconstrução de cáries, o branqueamento, a colagem e o revestimento abriram a porta a uma variedade de tratamentos dentários electivos para melhorar a aparência e, em muitos casos, inverter os sinais visuais de envelhecimento. Compreender as expectativas do paciente é importante para os dentistas planearem um tratamento que não só seja bom para a estrutura dentária, mas também esteticamente satisfatório. [69-71]

A análise do sorriso fornece informações essenciais para compreender e entender completamente as atitudes do paciente e nunca deve ser ignorada. Ouça o que o paciente quer dizer, não apenas o que o paciente diz. É evidente que é necessário estabelecer uma comunicação eficaz com os pacientes para os informar sobre o trabalho a efetuar. [69-71] Esta avaliação exaustiva deve incluir uma análise facial, uma análise dentária e uma análise dentária. Porque cada um destes componentes e a forma como interagem dá-nos a estrutura de rede do caso completo. Um diagnóstico estético cuidadoso seguido de um plano de tratamento claro é a base para uma medicina dentária estética bem sucedida. [69-71] O plano de tratamento final deve considerar todos os aspectos relacionados com o tempo de tratamento, o custo, o curso do tratamento e a função e manutenção do resultado esperado. A maioria dos pacientes esteticamente motivados está ansiosa por iniciar o tratamento ortodôntico. No entanto, o seu entusiasmo e, por vezes, o auto-exame não devem influenciar o diagnóstico estético do dentista. É importante que os pacientes tomem decisões informadas depois de estarem completamente informados sobre a sua condição e os efeitos do tratamento, incluindo os prós e contras de cada tratamento. [69-71]

Historial do doente

As informações devem abranger os seguintes aspectos

- História médica: alergias, doenças sistémicas, cirurgias anteriores, etc.

- História dentária: experiências dentárias anteriores, apreensões, expectativas, etc.

- História pessoal e social

Exame clínico - O exame clínico inclui uma avaliação exaustiva dos componentes faciais e da articulação temporomandibular e uma avaliação das relações oclusais, dos anexos periodontais, dos dentes e dos tecidos moles intra-orais.

Componentes faciais: Um exame clínico inclui uma avaliação exaustiva dos componentes faciais e da articulação temporomandibular, bem como uma avaliação das relações oclusais, dos anexos periodontais, dos dentes e dos tecidos moles intra-orais.

ATM: palpar e auscultar a presença de estalidos, crepitações, hipermobilidade e desvios.

Oclusão:

Padrão de mordida, tipo, contacto, exclusão de disco e trajetória durante o movimento mandibular

Fixação periodontal:

Placa bacteriana, tártaro, gengivite, aderência gengival, recessão, hiperplasia, etc.

Diagrama periodontal:

Nada é mais importante numa avaliação estética do que julgar a condição da estrutura óssea de suporte do paciente. O ligamento periodontal de cada dente é minuciosamente examinado e mapeado em seis locais. Isto pode ser feito com uma sonda periodontal convencional ou com um dispositivo eletrónico onde os dados são registados eletronicamente através de um sistema ativado por voz.

dentes:

Cáries, restaurações existentes, descoloração, desgaste das facetas, erosão, etc.

TERAPIA INICIAL

O tratamento inicial é necessário para parar o pathos ativo, alcançar uma saúde dentária adequada e aliviar a dor do paciente antes do planeamento do tratamento estético.

Terapia periodontal: Controlo de toda a inflamação periodontal através de destartarização e alisamento radicular Substituição de restaurações salientes e coroas com margens e áreas de contacto inadequadas Extração de dentes sem esperança periodontal e não estratégicos Ranger e morder selectivos conservadores Redução do trauma oclusal através da utilização de talas.

Terapia pulpar: Terapia endodôntica para dentes assintomáticos e sintomáticos com polpa necrótica.

Distúrbios da ATM: Terapia com dispositivos ortopédicos para o tratamento conservador de desordens temporomandibulares.

AVALIAÇÃO ESTÉTICA

A tabela de análise abaixo contém a análise da face, do dente e da função. Se forem encontradas quaisquer anomalias nos tecidos moles, nos tecidos duros, na articulação temporomandibular ou no padrão oclusal, recomenda-se um exame minucioso antes de planear qualquer tratamento cosmético.

ajuda os dentistas a estimar o espaço disponível durante a fase de planeamento do tratamento. O conceito consiste em medir a largura de cada dente e compará-la com o espaço disponível na arcada dentária. É necessário observar a relação normal entre o comprimento e a largura dos dentes e respeitar rigorosamente a lei da proporção áurea, de modo a não violar as proporções naturais. Desta forma, a economia de espaço para a restauração no que diz respeito a ilusões, rotações, sobreposições, etc. pode ser efectuada como planeado.

Análise do perfil - Os pacientes com estética dentária comprometida devido a problemas esqueléticos subjacentes podem ser identificados através da análise do perfil: Reto / Maxilar Duplo, Convexo / Retrognático, Côncavo / Prognático.

Análise do espaço

A análise do espaço ajuda o dentista a avaliar a quantidade de espaço disponível durante a fase de planeamento do tratamento. O conceito consiste em medir a largura de todos os dentes e compará-la com o espaço presente na arcada. Deve ter-se em conta a relação normal entre o comprimento e a largura dos dentes e a lei das proporções áureas deve ser seguida de perto para evitar a violação das proporções naturais. Assim, a manutenção do espaço para as restaurações em termos de ilusões, rotações, sobreposições, etc.

Análise do perfil

Os pacientes com estética dentofacial comprometida resultante de problemas esqueléticos subjacentes podem ser identificados com a utilização da análise de perfil.

O perfil do paciente pode ser: Reto / Ortognático, Convexo / Retrognático, Côncavo / Prognático.

Convex / Retrognathic:

Causes :	Features:
• Prognathic Maxilla - Normal Mandible	□ Normal/increased / decreased lower facial height
• Normal Maxilla - Retrognathic Mandible	□ Lower lip trap, depending on the position of lower anteriors
• Prognathic Maxilla - Retrognathic Mandible	□ Deep mentolabial groove.

Concave / Prognathic:

Causes :	Features:
• Retrognathic maxilla - normal mandible	□ Increase / decrease in lower facial height
• Normal maxilla - prognathic mandible	□ Maybe associated with habitual or pseudo Angle's Class III occlusal relationship.
• Retrognathic maxilla - prognathic mandible	

O preenchimento de uma lista de verificação estética especial e o registo de todas as informações recolhidas sobre o doente através de um exame cuidadoso ajudarão a determinar um plano de tratamento. Os planos de tratamento ideais muitas vezes só podem ser criados através de um trabalho de equipa com uma abordagem colaborativa de vários especialistas e a contribuição do seu pessoal de apoio para gerir com êxito os casos protéticos mais complexos.

MEIOS AUXILIARES DE DIAGNÓSTICO

Moldes de estudo:

As impressões de estudo exactas ajudam a fornecer as informações necessárias relativamente às relações dentro da arcada dentária, tais como: Alinhamento; ângulos e relações entre arcadas dentárias, tais como classificação de ângulos, sobremordida, sobressaliência e plano oclusal. Também mostra a relação funcional com interferências cêntricas e salientes, lado de trabalho, interferências laterais de compensação, facetas de desgaste, etc.

As radiografias IOPA e bitewing são utilizadas para detetar cáries interdentárias, nível e qualidade óssea e patologia periapical. As radiografias panorâmicas ajudam a analisar lesões patológicas, dentes doentes, ângulos dos dentes, etc. A imagiologia por raios X é muito popular porque reduz a radiação em 80-90%. Podem ser captadas várias vistas de diferentes ângulos. A criação de moldes de gesso montados em articuladores, radiografias da nova namorada e fotografias recentes do doente são essenciais para a análise estética, o diagnóstico correto e, em última análise, o desenvolvimento de um plano de tratamento eficaz. Moldes de gesso e/ou radiografias referentes a tratamentos dentários anteriores e fotografias antigas que documentem a evolução da aparência estética do paciente ao longo dos anos podem servir de orientação adicional. Este material é muito útil quando comparado com a situação clínica atual.

Ajudas de comunicação:

Recursos visuais, fotografias antes e depois, diapositivos, modelos, vídeos intra-orais e extra-orais, imagens de computador e exemplos de procedimentos para ajudar a comunicar as possibilidades e limitações dos tratamentos cosméticos. Uma cera macia da cor do dente ou resina composta que é aplicada diretamente na boca. Um modelo de estudo encerado define quando é necessária uma preparação dentária extensa para resolver um problema estético. Este método funciona bem para os pacientes que estão habituados a visualizar planos, tais como projectos de arquitetura. A imagiologia estética é a melhor forma de ajudar o doente a visualizar a correção pretendida. As impressões e as imagens do monitor são ferramentas de comunicação eficazes.

Meios auxiliares de diagnóstico avançados [1,55,62,69-78]

1. Desenho Digital do Sorriso: Uma ferramenta para o planeamento e comunicação do tratamento em odontologia estética

Para obter resultados estéticos consistentes, o desenho das restaurações dentárias deve ser definido o mais cedo possível. A importância da recolha de dados de diagnóstico através de questionários e listas de verificação não deve ser negligenciada[1,55,62,69-72] No entanto, muita desta informação pode perder-se se não for devidamente reflectida no desenho da restauração. Os dados de diagnóstico devem orientar as fases subsequentes do tratamento e integrar todas as necessidades, desejos, aspectos funcionais e biológicos do paciente na conceção do tratamento estético.[74,75] O Digital Smile Design (DSD) é uma visão de diagnóstico melhorada, uma melhor comunicação e previsibilidade durante o tratamento. O DSD permite uma análise cuidadosa das caraterísticas faciais e dentárias de um paciente, juntamente com factores importantes que podem ter sido ignorados por procedimentos de avaliação clínicos, fotográficos ou de diagnóstico baseados em gesso. O desenho de linhas de base e geometrias em fotografias digitais extra-orais e intra-orais, numa sequência pré-determinada, melhora a visualização do diagnóstico, permitindo às equipas de restauração identificar casos específicos como assimetrias, desarmonias e violações de princípios estéticos. Ajuda a avaliar os limites e os factores de risco dos esboços de DSD, que podem ser guardados no Keynote (iWork, Apple, Cupertino, CA, EUA) ou no Microsoft PowerPoint (Microsoft Office, Microsoft, Redmond, Washington, EUA). Esta visualização melhorada facilita a seleção da técnica de restauração ideal. O protocolo DSD apresenta uma comunicação eficaz entre equipas dentárias multidisciplinares, incluindo técnicos dentários. Os membros da equipa podem identificar e realçar discrepâncias na morfologia dos tecidos moles ou duros e discutir as melhores soluções disponíveis utilizando imagens melhoradas. Qualquer membro da equipa pode adicionar informações diretamente aos diapositivos, por escrito ou narradas, simplificando ainda mais o processo.

Todos os membros da equipa têm acesso a esta informação em qualquer altura para rever, alterar ou acrescentar itens durante as fases de diagnóstico e tratamento. A adoção do protocolo DSD resulta num diagnóstico mais eficaz e num planeamento de tratamento mais consistente. O esforço necessário para implementar o DSD é recompensado com uma sequência de tratamento mais lógica e simples, poupando tempo, materiais e custos durante o tratamento.

DESENHO DIGITAL DO SORRISO

O protocolo DSD oferece vantagens nos seguintes domínios:

- Diagnóstico estético
- Comunicação
- Feedback
- Gestão de doentes
- Educação

FLUXO DE TRABALHO DA SDD

O autor utiliza o software Key-Note (iWork) para executar o protocolo DSD. No entanto, pode ser utilizado um software semelhante ao Microsoft PowerPoint, com algumas adaptações técnicas. O Keynote facilita a edição de imagens digitais e a adição de linhas, formas e dimensões a imagens clínicas e laboratoriais. São necessárias três vistas fotográficas básicas: sorriso completo e dentes fixos, face completa em repouso, vista de contração da arcada maxilar completa com dentes fixos. Recomenda-se também um pequeno vídeo em que o médico pede ao paciente que descreva as suas preocupações e expectativas relativamente ao tratamento. As fotografias e os vídeos são descarregados e incluídos na sua apresentação de diapositivos.

O fluxo de trabalho da DSD procede então da seguinte forma:

1. **A cruz:** Devem ser colocadas duas linhas no meio do diapositivo para formar uma cruz (Fig. 64: Software de apresentação de diapositivos Keynote,

iWork, Apple (com linhas cruzadas no meio do diapositivo). Atrás destas linhas deve ser colocada uma fotografia da cabeça com os dentes afastados.

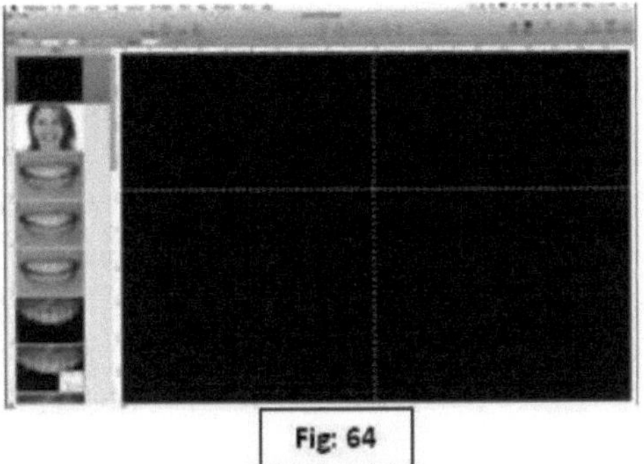

Fig: 64

2.   **Arco facial digital**: A relação entre a imagem do sorriso através do rosto e a linha de referência horizontal é o passo mais importante no processo de desenho do sorriso. A linha interpupilar deve ser a primeira linha de referência para estabelecer o plano horizontal, mas não deve ser a única. Depois de determinar a linha de referência horizontal, delinear a linha média do rosto usando caraterísticas faciais como a glabela, o nariz e o queixo (Figura 65: Mover a foto do seu rosto com um grande sorriso e dentes para trás da cruz para determinar o plano horizontal ideal e a linha média vertical (arco facial digital).

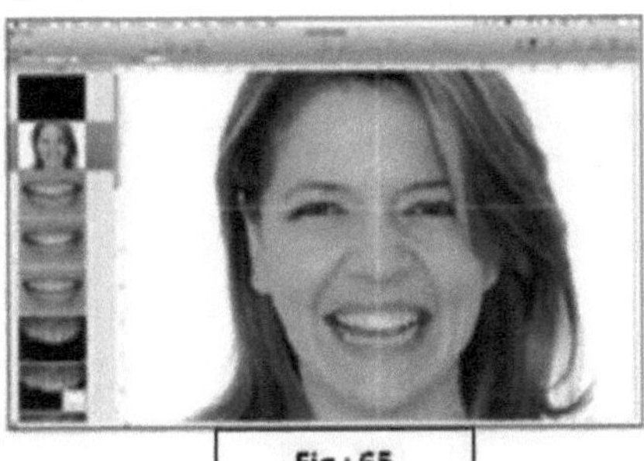

Fig : 65

3.   **Análise do sorriso:** A relação entre a imagem do sorriso através do rosto

93

e a linha de referência horizontal é o passo mais importante no processo de desenho do sorriso. A linha interpupilar deve ser a primeira linha de referência para estabelecer o plano horizontal, mas não deve ser a única. Depois de determinar a linha de referência horizontal, delinear a linha média do rosto usando caraterísticas faciais como a glabela, o nariz e o queixo (Figura 65: Mover a foto do seu rosto com um grande sorriso e dentes para trás da cruz para determinar o plano horizontal ideal e a linha média vertical (arco facial digital).

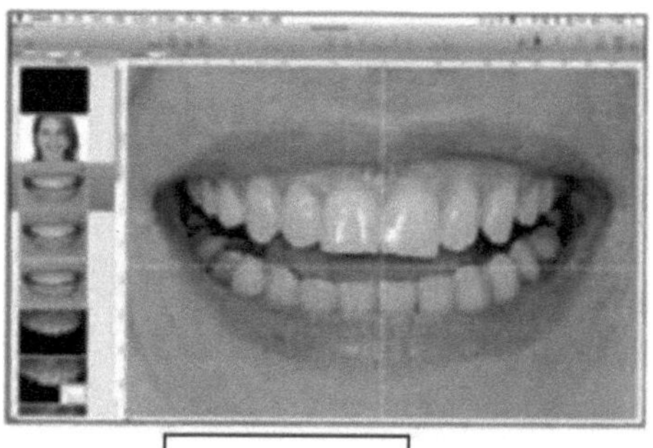

4.   **Simulação do sorriso:** As simulações podem ser executadas para modificar a posição incisal, a inclinação, o desvio, as proporções dos dentes e os contornos dos tecidos moles (Figura 67: Uma situação dentária básica realizada recortando uma imagem dos dentes e colocando-a numa fotografia de um sorriso, corrigindo o nível gengival, o comprimento e a inclinação dos dentes anteriores).

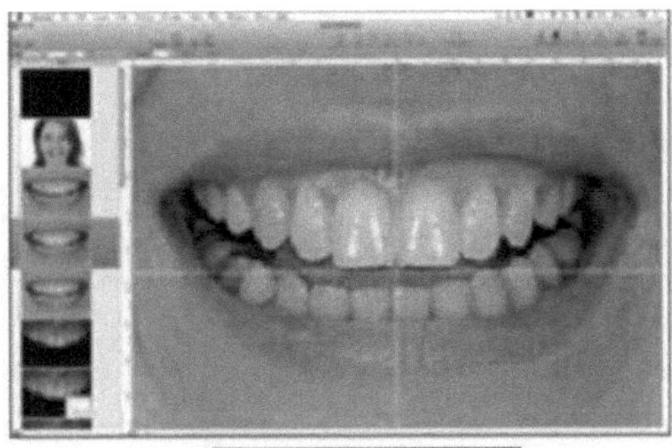

Fig: 67

Transferência da cruz para as imagens intra-orais: Para analisar a imagem intra-oral de acordo com a referência facial, é necessário desenhar três linhas de transferência através da vista do sorriso para transferir a cruz para a vista de retração, como se segue: (Fig. 68: Desenhar três linhas de referência que permitam transferir a cruz para a fotografia intra-oral.

a) Linha 1: da ponta de um canino à ponta do canino contralateral.

b) Linha 2: do meio do bordo incisal de um incisivo central ao meio do bordo incisal do incisivo central contralateral.

c) Linha 3: sobre a linha média dentária, desde a ponta das papilas interdentárias da linha média até à incisura incisal.

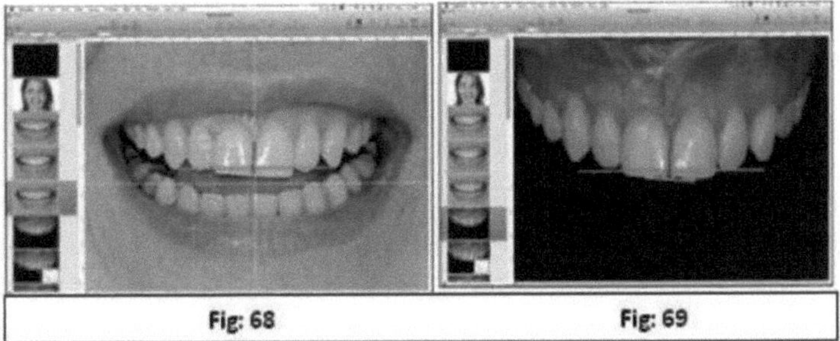

Fig: 68   Fig: 69

É necessário calibrar quatro caraterísticas na fotografia: tamanho, inclinação, posição do bordo incisal e posição da linha média. A linha 1 guiará os dois primeiros aspectos (tamanho e inclinação), a linha 2 guiará a posição do bordo incisal e a linha 3 guiará a posição da linha média **(Fig. 69:** Fotografia intra-oral ajustada às três linhas de referência).

3. **Medição da proporção dos dentes**: A medição da proporção largura/comprimento dos incisivos centrais é o primeiro passo para entender a melhor forma de redesenhar o sorriso. Um retângulo é então colocado sobre os bordos de ambos os incisivos centrais **(Fig. 70:** Fotografia intra-oral com a cruz usada para medir a proporção real comprimento/largura do incisivo central direito).

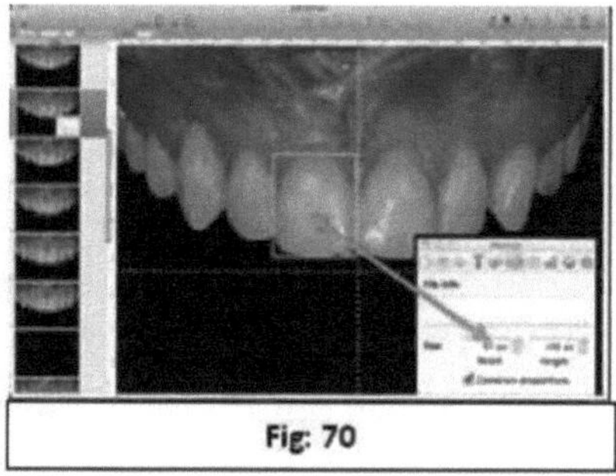

As proporções dos incisivos centrais do paciente podem ser comparadas com as proporções ideais descritas na literatura **(Fig. 71:** Um retângulo com a proporção ideal de comprimento/largura (80%) é colocado sobre o incisivo central para comparar a proporção real pré-tratamento com a ideal)[1,55,62,70-73]

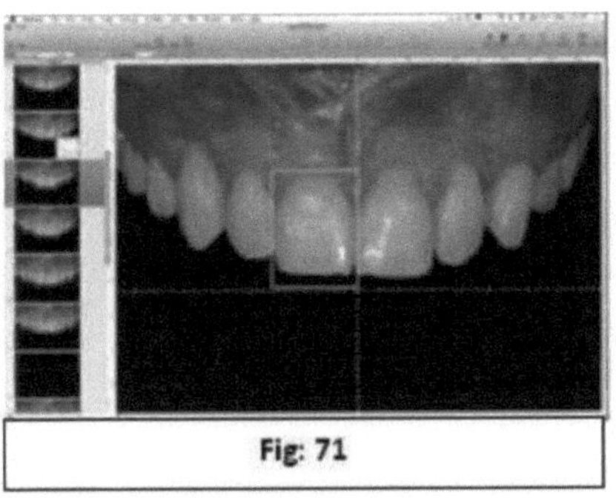

Fig: 71

4. **Esboço do dente**: A partir deste passo, todos os desenhos podem ser efectuados, dependendo do que precisa de ser visualizado ou comunicado para cada caso específico. Por exemplo, os contornos dos dentes podem ser desenhados sobre a fotografia, ou podem ser copiados e colados contornos de dentes pré-fabricados. A seleção da forma do dente dependerá de factores como a entrevista morfopsicológica e os desejos do paciente, caraterísticas faciais e expectativas estéticas **(Fig. 72)**: Desenho do contorno do dente guiado pela cruz e pela posição do retângulo e **Fig. 73**: contorno final dos dentes mostrando a relação entre a situação pré-operatória e o desenho ideal).[76,78]

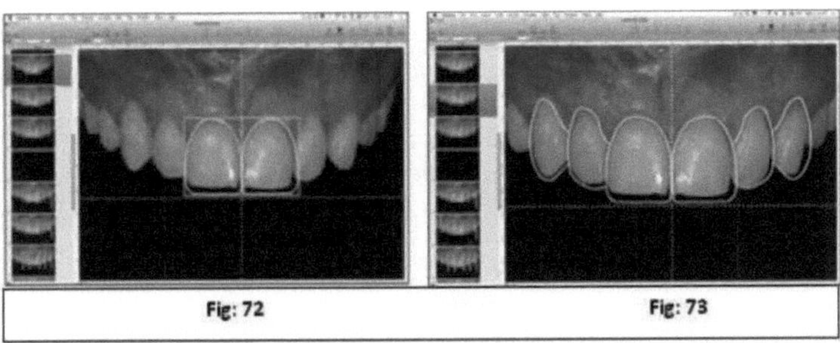

Fig: 72   Fig: 73

7. **Avaliação estética do branco e do rosa:** Depois de todas as linhas e desenhos de referência terem sido fornecidos, o clínico deve ter uma compreensão clara das questões estéticas envolvidas na arcada maxilar do paciente, incluindo as proporções dos dentes, a relação interdental, a relação

entre os dentes e a linha do sorriso, a discrepância entre as linhas médias facial e dentária, a linha média e a inclinação do plano oclusal, a desarmonia dos tecidos moles, a relação entre os tecidos moles e os dentes, as alturas das papilas, os níveis da margem gengival, o desenho da borda incisal e o eixo do dente **(Fig. 74:** Outros desenhos e linhas podem ser adicionados conforme necessário para ajudar a visualizar as questões estéticas e melhorar a eficiência da comunicação**).**

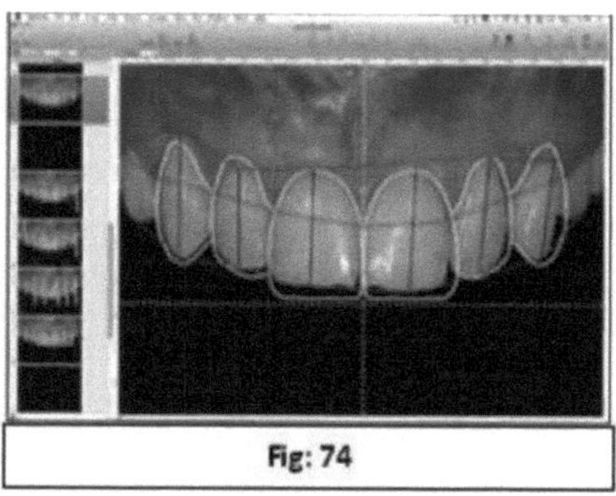

8. **Calibração da régua digital:** A régua digital pode ser calibrada sobre a fotografia intra-oral, medindo o comprimento de um dos incisivos centrais no molde **(Fig. 75:** Medição do comprimento do incisivo central esquerdo (10,6mm) no molde. Essa medida será transferida para o computador para calibração da régua digital) e transferindo essa medida para o computador **(Fig. 76:** Calibração da régua digital na lateral, encolhendo/esticando até coincidir com a medida feita no gesso. A régua digital é uma fotografia de uma régua (ficheiro JPEG) que é arrastada para cima da lâmina e pode ser posicionada conforme necessário**).**

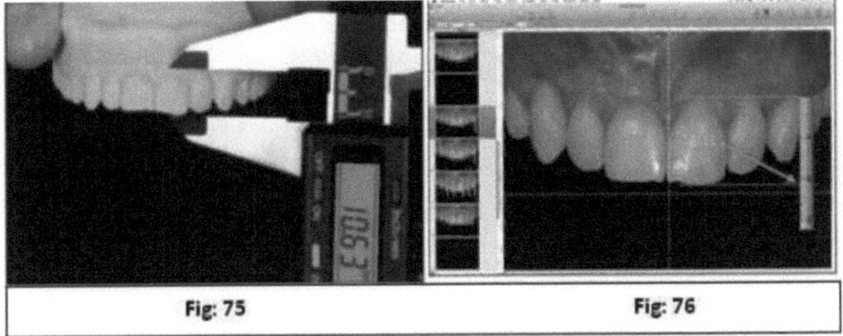

Fig: 75   Fig: 76

Uma vez calibrada a régua digital, o clínico pode efetuar todas as medições necessárias na área anterior da imagem **(Fig. 77)**: Podem ser efectuadas medições da diferença entre a localização pré-operatória das áreas cervicais do canino e a localização ideal. Neste caso, um canino maxilar necessitava de alongamento da coroa e o outro necessitava de recobrimento radicular).

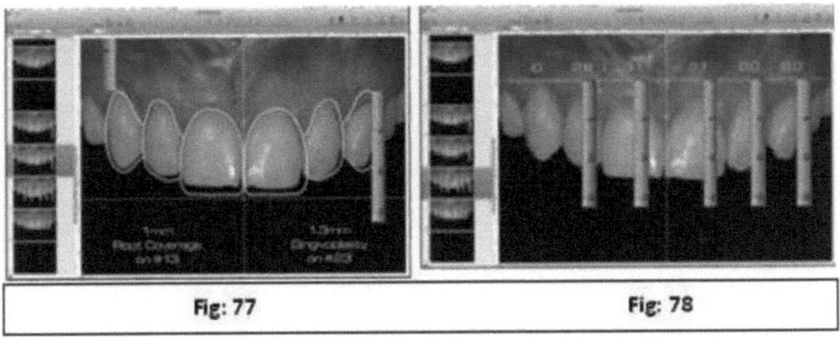

Fig: 77   Fig: 78

9. **Transferir a cruz para o molde:** Primeiro, a linha horizontal sobre a fotografia intra-oral deve ser movida acima da margem gengival dos seis dentes anteriores. A distância entre a linha horizontal e a margem gengival de cada dente é medida com a régua digital, e essas medidas são anotadas na lâmina **(Fig. 78:** A linha horizontal é colocada aleatoriamente acima da margem gengival dos dentes anteriores. Esta distância é então medida e transferida para o molde de gesso usando a régua digital).

As medidas são então transferidas para o molde com a ajuda de um paquímetro. São feitas marcas de lápis no molde nas mesmas distâncias acima das margens gengivais que as mostradas nas imagens digitais. Esses pontos são então ligados, criando uma linha horizontal acima dos dentes. O passo seguinte é transferir a linha média vertical. Como a linha vertical deve ser perpendicular à linha horizontal, apenas um ponto é necessário para determinar a sua localização. A distância entre a linha média dentária e a linha média facial na borda incisal é medida no computador, e a distância é então transferida para o molde com o paquímetro **(Fig. 79)**: Medição da discrepância entre a linha média facial e a linha média dentária).

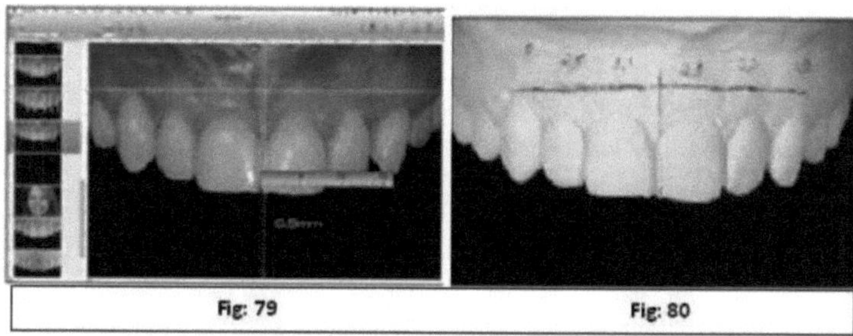

Posteriormente, a linha pode ser desenhada perpendicularmente à linha horizontal que passa sobre este ponto de referência. Após desenhar a cruz no molde **(Fig. 80:** Todas as medidas são transferidas para o molde e a cruz é desenhada), é possível transferir qualquer informação necessária, como margens gengivais, recobrimento radicular, alongamento da coroa, redução da borda incisal e largura do dente. Nesta fase, todas as informações de que o técnico necessitará para desenvolver um enceramento preciso estão disponíveis tanto nas lâminas como no molde **(Fig. 81):** O enceramento de diagnóstico é fabricado utilizando a cruz e o desenho morfopsicológico como guias. O novo comprimento incisal é medido no computador e transferido para o enceramento com um paquímetro).

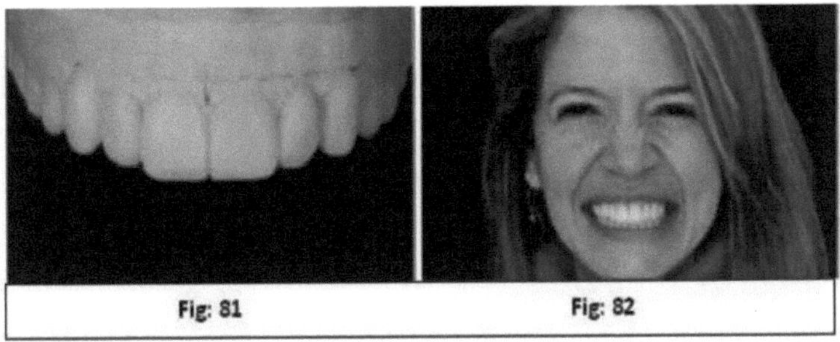

Fig: 81   Fig: 82

O wax-up de diagnóstico guiado será uma referência importante para qualquer procedimento cirúrgico, ortodôntico e restaurador. Sobre este wax-up podem ser produzidas várias guias para controlar os procedimentos, tais como stents cirúrgicos, guias ortodônticas, guias de implantes, guias de alongamento de coroas e guias de preparação de dentes.

O próximo passo importante para avaliar a precisão do protocolo DSD e do enceramento é a realização de uma prova clínica **(Fig. 82:** O provisório de prova feito com resina bis-acrílica é obtido a partir de um índice de silicone fabricado sobre o enceramento de diagnóstico**)**.

A prova clínica pode ser realizada utilizando um modelo direto ou uma restauração provisória, dependendo da complexidade do caso. Após a aprovação do paciente, os procedimentos de restauração podem ser ajustado conforme necessário.

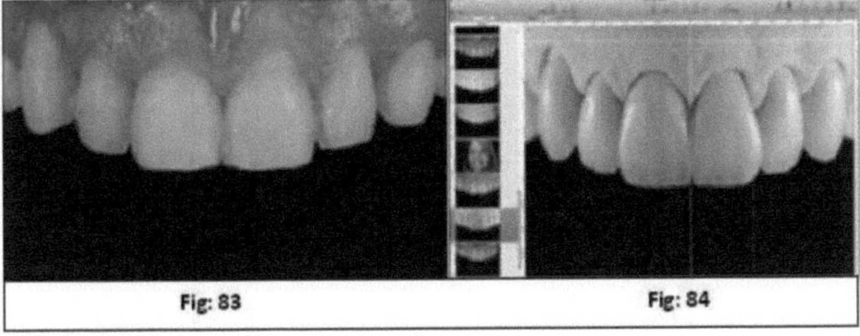

Fig: 83   Fig: 84

A preparação do dente deve ser minimamente invasiva, permitindo apenas

101

uma folga suficiente para criar um espaço adequado para as restaurações de cerâmica (**Fig. 83:** Preparação final minimamente invasiva do dente guiada por índices de silicone). O fabrico das restaurações finais deve ser um processo controlado, com ajustes finais mínimos (**Fig. 84:** Facetas finais de cerâmica (IPS-emax, Ivoclar Vivadent, Schaan, Liechtenstein) fabricadas de acordo com os índices de silicone).

Se todas estas etapas forem efectuadas de forma correta e cuidadosa, o resultado final irá provavelmente exceder as expectativas do paciente (**Fig. 85:** Facetas de cerâmica após a colagem)

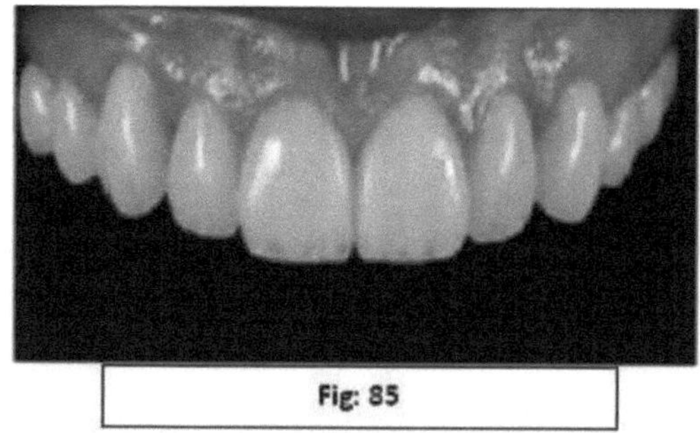

O Digital Smile Design é uma ferramenta polivalente que pode auxiliar a equipa de restauração ao longo do tratamento, melhorando a compreensão da equipa dentária sobre as questões estéticas e aumentando a aceitação do resultado final por parte do paciente. A colocação de linhas de referência e outras formas sobre os gráficos fotográficos digitais extra e intra-orais alarga a visão de diagnóstico da equipa dentária e ajuda a avaliar as limitações, os factores de risco e os princípios estéticos de um determinado caso. Estes dados críticos conduzirão a melhores resultados em todas as fases do tratamento.

2. DESENHO DE SORRISOS ASSISTIDO POR CAD / CAM [79]

O fabrico de restaurações entrou numa nova era tecnológica, passando de bidimensional para tridimensional (3-D). O desenho da restauração - quer se trate de uma estrutura, de uma reabilitação de boca inteira ou de uma restauração totalmente em cerâmica - pode agora ser realizado num computador.

Medicina dentária digital

Embora a medicina dentária básica não tenha mudado muito nos últimos 20 anos, os materiais e equipamentos inovadores estão continuamente a melhorar o campo da medicina dentária. Devido às suas aplicações de ponta, criando restaurações de cerâmica fortes e estéticas numa única consulta utilizando software informático, a tecnologia de desenho assistido por computador/fabricação assistida por computador (CAD/CAM) tornou-se sinónimo de medicina dentária digital. O CAD/CAM é uma ferramenta inovadora para criar uma restauração concebida num computador.

A medicina dentária digital, por outro lado, engloba a comunicação, dados de alta e baixa resolução, fotografia 3D e programas informáticos que proporcionam aos dentistas a capacidade de criar restaurações digitais através da recolha de dados e da utilização de vários conjuntos de software. A compilação de dados tradicionais para planeamento e tratamento de pacientes, incluindo dados demográficos, medições clínicas, observação, análise clínica, dados térmicos e dados de cor, foi expandida para incluir dados digitais, fotografias intra-orais, dados de digitalização, dados de feixe cónico e radiografias digitais para planeamento digital e tratamento restaurador. Tradicionalmente, uma restauração digital era um coping de zircónia construído com modificadores, dentinas e esmaltes, esculpido à mão, lixado onde necessário, cozido, depois pintado e vidrado. Hoje em dia, uma estrutura dentária pode ser fresada a partir de um bloco de dissilicato de lítio e esmalte adicionado; ou um bloco de cerâmica pré-revestido com dentina gengival e incisal, e fresado utilizando a tecnologia CAD/CAM, não mostra qualquer diferença discernível das duas restaurações anteriores **(Fig: 86).** A única diferença é o tempo. A primeira foi trabalhosa, a segunda menos e, como esperado, a restauração fresada à máquina foi a mais rápida e fácil de produzir.

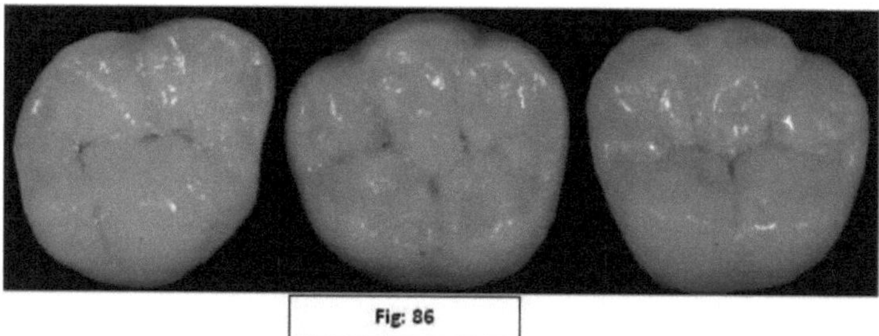

Fig. 86: Restaurações em cerâmica pura mostrando três diferentes tipos de métodos de fabricação. Esquerda: Restauração fresada e.max CAD (lvoclar Vivadent; Amherst, NY), com apenas camadas de esmalte. Centro: Restauração fresada de contorno total Empress Multi CAD (lvoclar Vivadent), com coloração e glazeamento da superfície. À direita: Coping de zircónia, totalmente estratificado com várias cerâmicas diferentes de dentina e esmalte.

CAD/CAM

Os sistemas CAD/CAM actuais estão a ser utilizados para conceber e fabricar estruturas de metal, alumina e zircónia, bem como coroas, inlays e facetas de contorno total em cerâmica, que são mais fortes, encaixam melhor e são mais estéticas do que as restaurações fabricadas utilizando métodos tradicionais. A utilização destas novas tecnologias - juntamente com a evolução do desenho "manual" para o desenho "digital", com a adição dos mais recentes desenvolvimentos em digitalização intra-oral a laser, materiais e tecnologia de fresagem/impressão por computador - só irá melhorar a cooperação estreita e a relação de trabalho da equipa dentista/laboratório. Mais de 20 sistemas CAD/CAM diferentes foram introduzidos como soluções para a dentisteria de restauração.

A introdução da tecnologia de digitalização a laser de laboratório digital, juntamente com o software que a acompanha, permitiu ao laboratório dentário criar um ambiente dentário digital para apresentar com precisão um modelo virtual 3-D real que tem automaticamente em consideração o efeito oclusal da dentição oposta e adjacente. Também tem a capacidade de desenhar 32 dentes individuais anatomicamente corretos de contorno completo ao mesmo tempo.

Essencialmente, estes sistemas pegam num esquema oclusal complexo e nos seus parâmetros, condensam a informação, apresentam-na num formato intuitivo que permite aos profissionais de medicina dentária com conhecimentos básicos de anatomia e oclusão dentária fazer modificações ao desenho e, em seguida, enviam-no para a unidade de fresagem/impressão automatizada.

Caso digital

O paciente apresentou o desejo de restaurar os seus dentes anteriores e de obter uma forma e cor mais estéticas, mantendo as nuances de cor natural dos seus dentes posteriores **(Fig. 87:** Condição pré-operatória do paciente, mostrando o desgaste anterior e a descoloração dos dentes**).** Foi efectuado um exame completo para avaliar as necessidades periodontais e oclusais/funcionais do paciente, bem como a sua saúde oral geral. Embora houvesse uma descoloração extrema dos dentes, a estrutura básica dos dentes foi considerada satisfatória para a restauração. Após a avaliação estética e funcional, considerou-se necessário utilizar preparações e restaurações de cobertura total para restaurar com êxito tanto a estética como a orientação e função anterior. Como em qualquer processo de restauração que altere a forma, a posição e a função do dente, foi efectuado um trabalho de diagnóstico (wax-up). Depois de o paciente, o dentista e o técnico concordarem com as alterações propostas, as preparações clínicas foram concluídas e foi criada uma cópia do wax-up para as restaurações provisórias, para a avaliação intra-oral. Assim que as restaurações provisórias foram aprovadas, tornou-se responsabilidade do técnico copiar as restaurações provisórias e recriá-las nas restaurações cerâmicas finais.

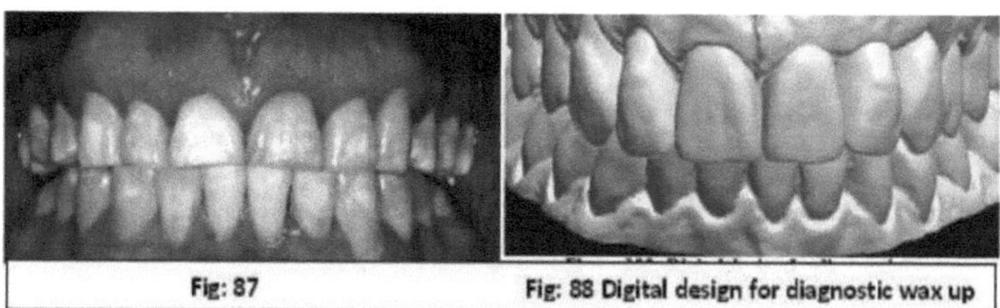

| Fig: 87 | Fig: 88 Digital design for diagnostic wax up |

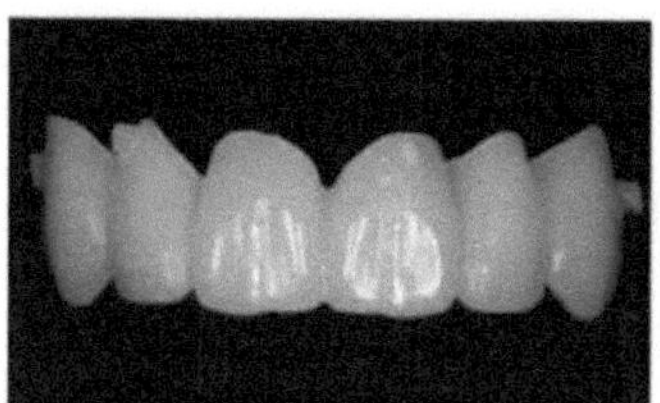
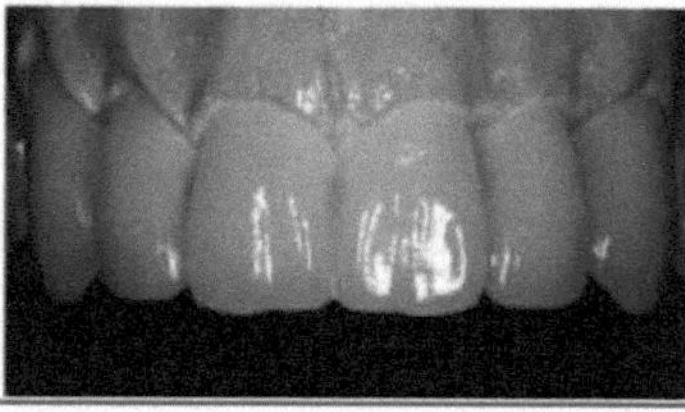

| Fig 89: Milled diagnostic wax-up. | Fig 90: Completed digital diagnostic wax-up. |

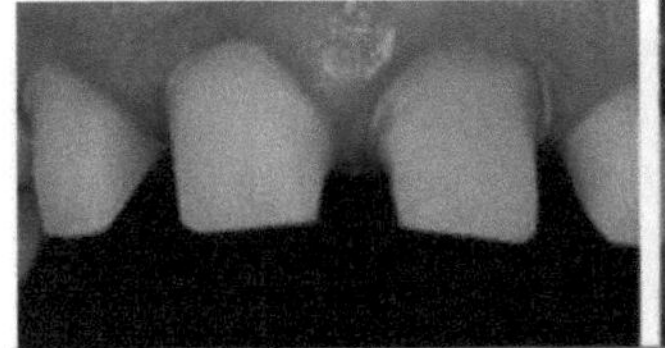

Fig 91: Maxillary full-coverage crown preparations.

Fig 92: Mandibular full-coverage crown preparations.

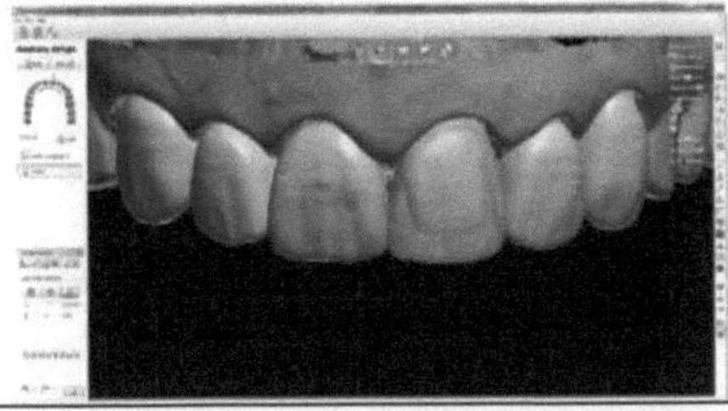

Fig 93: Digital design for laboratory-milled PMMA provisional restorations.

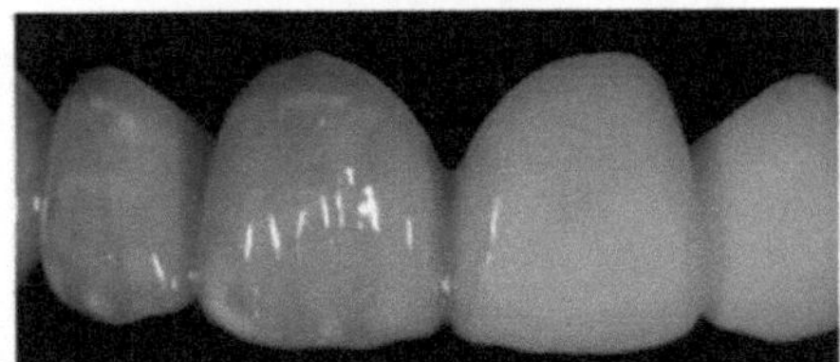

Fig 94: Milled PMMA provisional restorations, with light-cured stains and glaze applied.

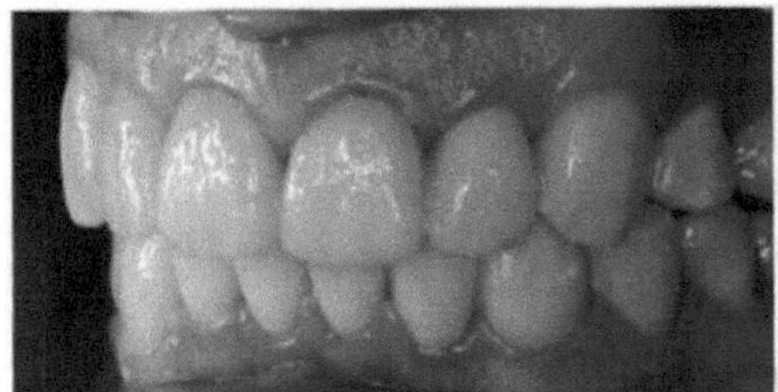

Fig 95: Intra oral view of seated provisional restorations.

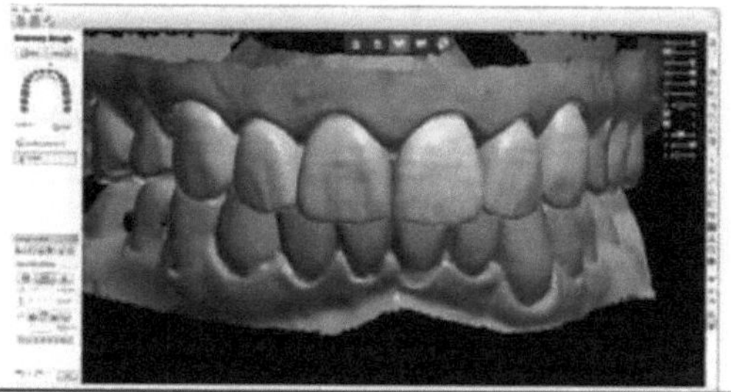

Fig 96: Digital design for final milled maxillary all-ceramic E.max CAD restorations.

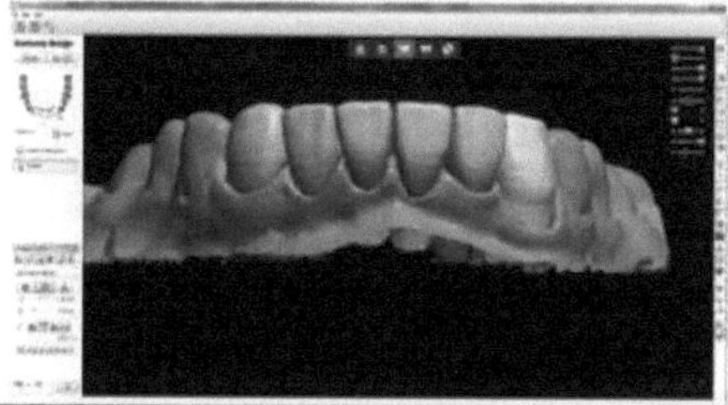

Fig 97: Digital design for final milled mandibular all-ceramic e.max CAD restorations.

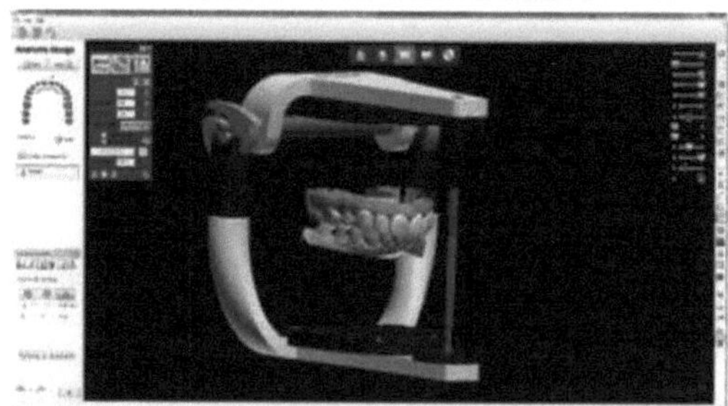

Fig 98: Digital articulator with restorations, to check functional movements.

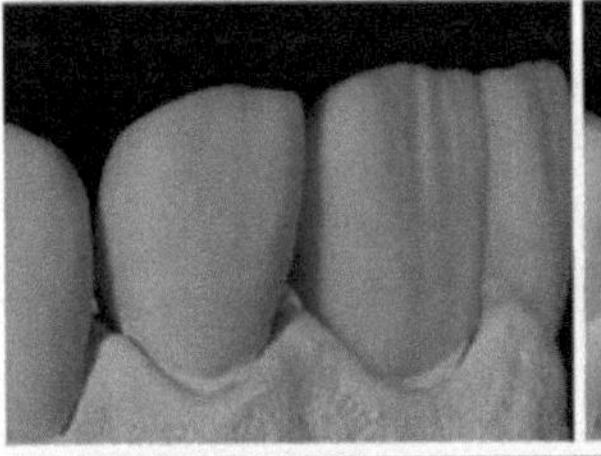
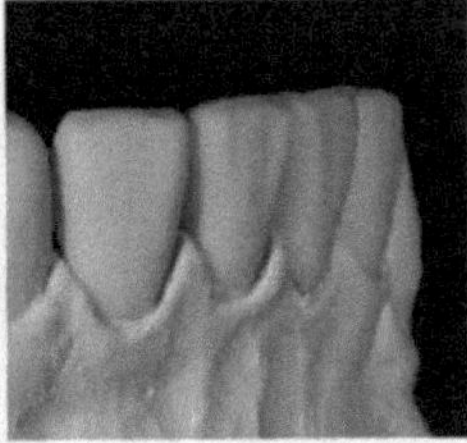

Fig 99: Milled maxillary "blue stage" e.max CAD restorations.

Fig 100: Milled mandibular "blue stage" e.max CAD restorations.

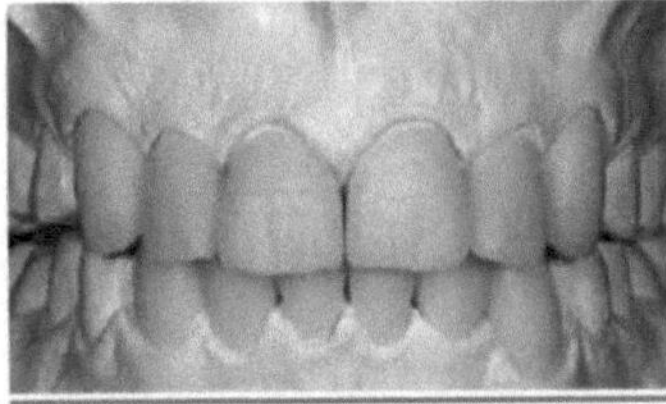
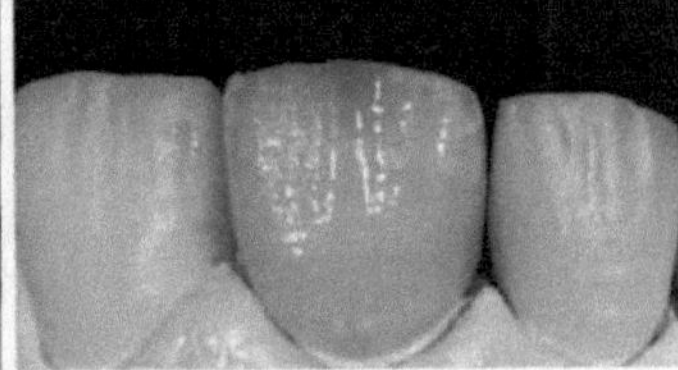

Fig 101: e.max CAD restorations after "crystallization" process.

Fig 102: Stain and glaze of e.max CAD restorations.

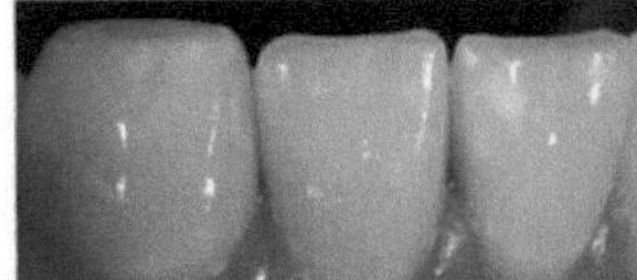
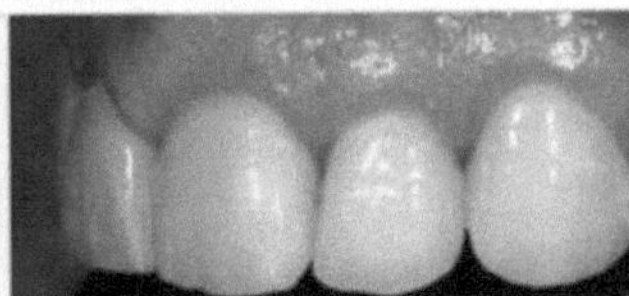

Fig 103: Postoperative image of cemented mandibular all-ceramic restorations.

Fig 104: Postoperative image of cemented maxillary all-ceramic restorations.

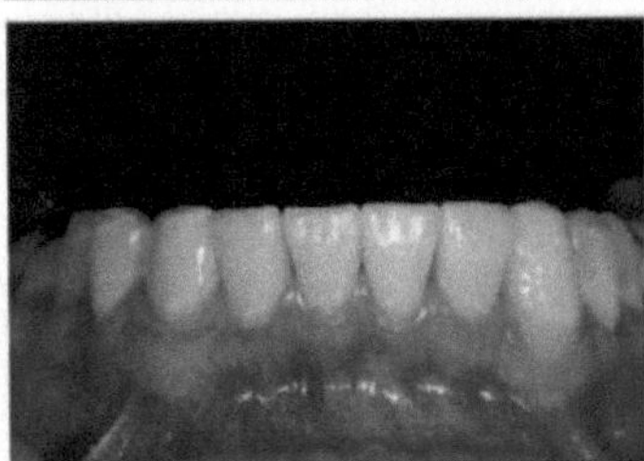
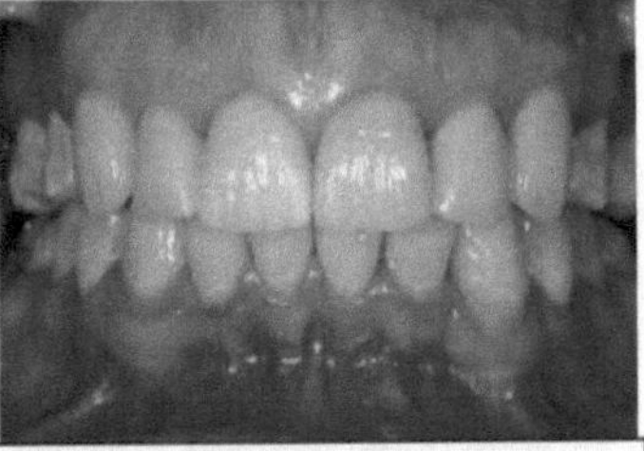

Fig 105 & 106 : Final view of digitally designed and milled e.max CAD anterior restorations, showing excellent fit, form, and natural esthetics.

Esta secção forneceu uma visão geral das possibilidades do desenho digital do sorriso, usando software de desenho de computador, para o desenho do enceramento de diagnóstico fresado, das restaurações provisórias fresadas de polimetilmetacrilato (PMMA) e das restaurações finais fresadas de cerâmica de dissilicato de lítio e.max **(Fig. 88-106)**.

A profissão dentária considera atualmente a tecnologia CAD/CAM apenas como máquinas que fabricam restaurações ou estruturas de cerâmica de contorno completo. A medicina dentária digital representa uma nova forma de diagnosticar, planear o tratamento e criar restaurações estéticas funcionais para os pacientes de uma forma mais produtiva e eficiente. A medicina dentária CAD/CAM só irá melhorar ainda mais a relação dentista/assistente/técnico, à medida que avançamos juntos para esta nova era de cuidados ao paciente.

PLANEAMENTO E SEQUÊNCIA DE TRATAMENTOS ESTÉTICOS

O plano de tratamento preliminar deve ser formulado depois de um formulário de Análise do Sorriso preenchido ter sido discutido, depois de o paciente ter revisto as radiografias com o dentista e ter compreendido o curso de tratamento preferido. Com uma análise completa, podem ser tiradas conclusões úteis sobre a atitude do paciente relativamente aos seus problemas estéticos. [71.]

O plano de tratamento definitivo deve abordar o período de tratamento, as despesas, a sequência do tratamento e todos os aspectos relacionados com a função e a manutenção do resultado esperado. Podem ser propostos ao doente vários planos de tratamento para correção estética. É elaborada uma lista de problemas relacionados com os problemas dento-faciais, enumerando soluções individuais para cada problema e o impacto no resultado global. [71.]

Um "Formulário de Análise do Sorriso" preenchido pode ser discutido depois de o paciente ter revisto as radiografias com o dentista, para compreender a atitude e as expectativas do paciente. [71.]

Sr. No.	Teeth	Y	N
1.	In a slight smile, with teeth parted. Do the tips of your teeth show?		
2.	Are your two upper front teeth slightly longer than the adjacent teeth?		
3	Are your two upper front teeth too long?		
4.	Are your two upper front teeth too wide?		
5.	Are your upper six front teeth even in length?		
6.	Do you have space between your front teeth?		
7.	Do your front teeth protrude or stick out?		
8.	Are your front teeth crowding or overlapping?		
9.	When you smile broadly, are your teeth all one color?		
10.	Do your teeth have white or brownish stains?		
11.	If your front teeth contain tooth coloured fillings, do they matter, the shade of your teeth?		
12.	Is one of your front teeth darker than the others?		
13.	Are your lower six front teeth straight?		
14.	Are your lower six front teeth even in appearance?		
15.	In a full smile, the back teeth normally show. Are your back teeth free of stains and discolourations from unsightly restorations?		
16.	Do the necks of your teeth indicate erosion, a ditched-in "V", that either can be seen or felt with your fingernails?		
17.	When you smile broadly, does your top lip rise above the necks of your teeth so that your gums show?		
18.	Do your restorations - fillings, laminated and crowns - look natural? Gums		
19.	Are your gums pink and "knife-edged", or are they red and swollen?		
20.	Have your gums receded from the necks of the teeth?		
21.	Does the curvature of your gums around each tooth create a half- moon shape? Breath		

A sequência do tratamento é uma parte integrante do planeamento do tratamento. Trata-se de uma distribuição faseada dos procedimentos de tratamento, que serão programados ou registados tendo em conta os períodos de cicatrização, a conveniência do doente e as modalidades de tratamento interdisciplinares. A sequência de tratamento pode ser alterada durante o tratamento, uma vez que algumas condições podem ter de ser revistas ou podem ser necessários determinados procedimentos adicionais para obter o resultado pretendido.

APRESENTAÇÃO FINAL DO CASO[80][,81]

Existem três métodos básicos para ajudar os doentes a visualizar as soluções sugeridas

Maqueta com cera macia da cor do dente ou resina composta:

A colocação direta de resina composta, juntamente com a utilização de marcadores intra-orais, pode ser benéfica em situações simples, uma vez que proporciona um meio visual tridimensional para o paciente ver o resultado final antes de se comprometer com o tratamento. Os movimentos funcionais na boca também podem ser verificados nesta altura para determinar quaisquer potenciais obstruções ou dificuldades oclusais.

Enceramentos de diagnóstico em moldes de estudo:

Provavelmente, o melhor método e aquele que tem resistido ao tempo é preparar um wax-up de diagnóstico e avaliá-lo com o doente. Este wax-up pode ser avaliado pelo doente diretamente nos moldes de diagnóstico do articulador e também intra-oralmente com a utilização de sobreposições de acrílico e matrizes de acetato.

Imagem por computador:

A imagem digital tira partido da tecnologia atual. Num caso particular, a melhoria estética com uma mudança de disposição, forma, formato e cor pode ser demonstrada rapidamente. Assim, pode ser utilizada como uma referência rápida que pode orientar futuras criações artísticas.

CONSIDERAÇÕES FISIOLÓGICASBIOLÓGICAS[80][,81][,-82]

De que serve um sorriso novo se ele não durar? Por muito agradável que uma restauração dentária possa parecer, se for destrutiva para o sistema biológico, é "feia". A forma e a função estão intimamente ligadas. A região anterior da boca apresenta um duplo desafio porque lida não só com o sistema de orientação anterior vital, mas também com a área mais predominante da estética. Ambos os objectivos devem ser satisfeitos.

Uma boa função dentária é, sem dúvida, mais importante do que uma estética óptima. Um bom prognóstico a longo prazo será garantido pela observação dos princípios biológicos e funcionais, juntamente com a escolha correta de materiais e técnicas, especialmente em reabilitações protéticas extensas. A realização de controlos regulares no consultório após o tratamento assegurará a longevidade adequada da reabilitação protética e a durabilidade dos resultados estéticos alcançados.

A sequência mais segura de tratamento de uma boca até à função bioestética é a seguinte

- Bom diagnóstico e planeamento do tratamento Educação dos doentes
- Tratamento do periodonto
- Estabilização das relações craniomandibulares em relação cêntrica
- Restauração dos dentes anteriores para uma função bioestética Restauração dos dentes posteriores para uma função fisiológica natural
- Manutenção regular pós-tratamento

CONSIDERAÇÕES OCLUSAIS

A morfologia dos dentes é totalmente genética e não é específica da raça ou do género. A morfologia natural da coroa dos dentes anteriores e posteriores desenvolve-se cedo na vida e está completa em todos os pormenores antes da erupção do dente na cavidade oral. No entanto, os outros componentes do sistema gnático-estomático, incluindo as articulações, os ligamentos, os músculos, a maxila, a mandíbula e outros ossos faciais cranianos, continuam a sofrer alterações significativas muito depois de a morfologia oclusal dos dentes estar completa. Esses componentes mutáveis, como as articulações temporomandibulares, a maxila e a mandíbula, são predeterminados pela genética. Os componentes esqueléticos, no entanto, estão sujeitos a modificações ambientais por factores como a postura anormal da mandíbula devido a uma má oclusão, o sono facial, a deglutição anormal, a sucção do polegar e outros hábitos anormais.

Os dentes maxilares e mandibulares, naturais e restaurados, devem ter uma relação de contacto funcional óptima que resulte numa distribuição uniforme da carga em posições estáticas e dinâmicas, conduzindo a um traumatismo mínimo dos dentes e das estruturas de suporte.

Forças sobre a dentição:

A musculatura peri-oral e a língua exercem uma força constante sobre os dentes. Em oclusão completa, o lábio inferior e o lábio superior repousam contra a superfície vestibular dos incisivos superiores. O lábio inferior ajuda a manter os dentes superiores contra os dentes anteriores da mandíbula, enquanto a língua mantém os incisivos inferiores contra os incisivos superiores num estado de equilíbrio, designado por *"Zona Neutra"*. Esta relação lábio-dente-língua ajuda a produzir um selo de pressão negativa durante a mastigação e a deglutição, bem como a estabilização das posições dos dentes.

A força máxima de mordedura situa-se no intervalo de 30-50 psi para os incisivos, 47-100 psi para os caninos e 127-250 psi para os molares.

Movimentos mandibulares:

Os movimentos mandibulares são influenciados pela anatomia das fossas mandibulares e da cabeça do côndilo, pela forma das eminências articulares, pela musculatura, bem como pela fixação e movimento dos discos articulares.

Movimentos funcionais:

Os movimentos funcionais ocorrem durante a atividade funcional da mandíbula. Ocorrem nos três planos. Quando os movimentos mandibulares nos três planos, ou seja, sagital, horizontal e vertical, são combinados, obtém-se um "Envelope de Movimento" tridimensional.

Movimentos parafuncionais:.

Identificada como uma causa de desgaste oclusal e de forças excessivas. O bruxismo, o cerramento e o impulso parafuncional da língua são parafunções importantes que o dentista deve considerar durante a fase de planeamento do tratamento.

Tipos de articulação:

Oclusão equilibrada: Esta oclusão tem todos os dentes em contacto em todas as excursões. É a principal oclusão de uma prótese dentária. Os exemplos que ocorrem naturalmente são casos de desgaste avançado.

Oclusão mutuamente protegida/guiada por caninos: Quando a mandíbula é movida numa excursão laterotrusiva para a direita ou para a esquerda, apenas os caninos maxilares e mandibulares contactam e dissipam eficazmente as forças horizontais enquanto desocluem os dentes posteriores.

Função do grupo: Há contactos entre os dentes maxilares e mandibulares no lado de trabalho em movimentos excêntricos. O lado não funcional desoclui completamente. Esta é a alternativa mais favorável à orientação do canino, caso o canino não esteja disponível ou esteja periodontalmente comprometido.

Relação cêntrica: A relação maxilomandibular em que os côndilos se articulam com a porção avascular mais fina dos respectivos discos com o complexo na posição ântero-superior contra as formas das eminências articulares. Esta posição é independente do contacto com os dentes. Esta posição é clinicamente discernível quando a mandíbula é direcionada superiormente e anteriormente.

Sobremordida anterior: Os dentes anteriores maxilares estão normalmente posicionados labialmente em relação aos dentes anteriores mandibulares. Os dentes anteriores maxilares e mandibulares *estão* inclinados na direção labial, variando de 12 a 28 graus em relação a uma linha de referência vertical.

Em dentes bem relacionados, a sobremordida vertical *dos* incisivos centrais superiores varia entre 4-5 mm quando os dentes *estão* em oclusão completa. A sobremordida horizontal *dos* incisivos centrais superiores é de 23 mm em oclusão completa. As variações podem resultar de diferentes padrões de desenvolvimento e crescimento. Quando uma pessoa tem uma mandíbula subdesenvolvida (relação molar de classe II), os dentes anteriores da mandíbula tocam frequentemente no terço gengival das superfícies linguais dos dentes superiores *(sobremordida profunda)*.

Nas pessoas em que pode haver um crescimento mandibular pronunciado, os dentes anteriores da mandíbula *estão* frequentemente posicionados para a frente e em contacto com os bordos incisais *dos* dentes anteriores do maxilar (relação molar classe III). Esta situação é designada por relação *de borda a borda*.

Outra relação de dentes anteriores é aquela que tem uma sobreposição vertical negativa. Por outras palavras, com os dentes posteriores em máxima intercuspidação, os dentes anteriores opostos não se sobrepõem *ou* mesmo contactam uns com os outros. Esta relação anterior é denominada *mordida aberta anterior*. Numa pessoa com uma mordida aberta anterior pode não haver contactos dos dentes anteriores durante o movimento mandibular

Orientação anterior:

É a relação dinâmica dos dentes anteriores inferiores contra os dentes anteriores superiores em todas as gamas de função. Estabelece literalmente os limites de movimento da extremidade anterior da mandíbula.

As relações anteriores devem ser determinadas com extrema precisão porque, para além do desconforto e do aspeto artificial, os dentes anteriores incorretamente restaurados podem contribuir para a destruição de toda a dentição. Quando a sua posição o permite, os dentes anteriores devem ser feitos para formar um batente muito estável para a frente da mandíbula, limitando assim o seu movimento de fecho.

A orientação anterior é de dois tipos:

Orientação incisal (em movimentos protrusivos-retrusivos): A sua principal importância é a incisão correta, bem como as posições de repouso e as funções de fala.

Orientação do canino (em movimentos laterais mediotrusivos): A principal importância da orientação do canino é ajudar a evitar interferências laterais excêntricas dos dentes posteriores e permitir que os côndilos se movam desinibidamente ao longo das suas trajectórias fronteiriças nas fossas, bem como orientar os fechos da mandíbula mais verticalmente para carregar os dentes posteriores no seu longo eixo.

CONSIDERAÇÕES PERIODONTAIS [83]

Um ambiente periodontal saudável com volume de tecido suficiente para preencher os espaços interproximais é um elemento essencial para uma estética anterior ideal. A forma do dente, o comprimento incisogengival, a largura mesiodistal e as áreas de contacto orientam a posição gengival na dentição natural. ***Largura biológica:***

Gargiulo et al. demonstraram, em amostras de autópsias humanas, uma relação de dimensão proporcional entre a junção dentogengival e os outros tecidos de suporte dentário. A profundidade sulcular média foi de O,69mm, o comprimento médio do epitélio juncional foi de O,97mm e a fixação do tecido conjuntivo fibroso foi de 1,07mm (com uma variação de 1,06-1,08mm). Destes três componentes tecidulares, a inserção de tecido conjuntivo fibroso supracrestal foi a que apresentou menor variabilidade. A largura combinada da inserção do tecido conjuntivo e do epitélio juncional foi, em média, de 2,04 mm e foi designada por *"Largura Biológica"*.

A importância de não violar esta dimensão fisiológica foi sugerida por Ochsenbein e Ross e salientada por outros autores. Quando a colocação da margem invade a largura biológica, pode ocorrer recessão gengival ou formação de bolsa e doença periodontal, dependendo da espessura da gengiva queratinizada e do osso subjacente. A invasão da largura biológica pode resultar na migração apical da unidade dentogengival com recessão gengival e pode ser auto-limitada. Com um osso relativamente mais espesso, pode resultar na migração apical da inserção epitelial e na formação de bolsas.

<u>**ANÁLISE PRELIMINAR PARA A CONCEPÇÃO DE SORRISOS**</u>

"A melhoria bem sucedida do sorriso deve começar com uma análise facial de fora para dentro."

Análise do sorriso - abordagem 5D à integração estética

Um dos erros mais críticos que muitos de nós cometemos é tentar analisar um sorriso ou um problema a partir de uma única perspetiva, uma vez que a solução reside normalmente numa avaliação multidimensional.

<u>1ª dimensão :Vista facial</u>

Os pacientes tendem a analisar os seus sorrisos a partir desta vista. Esta dimensão tende a dar-nos o posicionamento mesiodistal e vertical dos dentes relativamente às linhas dos lábios superior e inferior. Problemas como o desvio da linha média, a inclinação, os diastemas, as posições irregulares das bordas incisais e os níveis gengivais irregulares podem ser observados a partir deste aspeto. Nesta altura, é extremamente importante fazer um zoom out e analisar o sorriso dentro da sua moldura - os lábios.

<u>2ª dimensão: Aspeto bucolingual</u>

Observar o sorriso numa angulação de 45-60 graus que revelará apinhamentos, rotações e malposições dos dentes. A posição dos dentes coloca um problema sério na altura da preparação dos dentes e ajuda a determinar se a técnica de restauração deve ser aditiva ou subtractiva.

<u>3ª dimensão: Vista sagital</u>

O melhor é compreender o plano estético da oclusão e determinar a posição e a inclinação dos incisivos relativamente a este plano.

<u>4ª dimensão : Vista oclusal</u>

Oferece uma maior perspetiva para determinar a forma da arcada. Isto ajuda a determinar a posição do corredor vestibular, bem como a forma e o formato dos dentes. Isto determinará se a terapia ortodôntica será necessária como adjuvante, controlando assim as profundidades de preparação para serem minimamente invasivas.

5ª dimensão: O paciente

O último e mais importante fator ou perspetiva a considerar é a perspetiva do doente, que é frequentemente ignorada. Um doente bem informado será capaz de contribuir eficazmente para o planeamento do tratamento.

ANÁLISE FACIAL

Os componentes faciais ou receptores, como são chamados, são os olhos, o nariz, o queixo e os lábios. A sua posição no exame frontal e lateral revela certos pontos de referência e linhas indispensáveis à reabilitação estética.

O objetivo da análise facial é
- Para restabelecer um paralelismo adequado entre o plano oclusal e as linhas horizontais de referência
- Para restabelecer a altura ideal do terço inferior do rosto
- Para recriar a dominância anterior de acordo com o perfil e os lábios do paciente.

Os princípios do desenho do sorriso requerem uma integração de conceitos estéticos que harmonizem a estética facial com a composição facial dentária e a composição dentária. A composição facial dentária inclui os lábios e o sorriso na sua relação com o rosto. A estética básica é revista como diretriz para a análise facial. A beleza facial baseia-se em princípios estéticos padrão que envolvem o alinhamento, a simetria e as proporções corretas do rosto. A forma básica do rosto deriva da matriz de suporte composta pelos ossos faciais que formam o crânio e a mandíbula, bem como da cartilagem e dos tecidos moles que se sobrepõem a esta estrutura.
O exame frontal e lateral do indivíduo, incluindo a análise da posição dos olhos, do nariz, do queixo e dos lábios, permite identificar os pontos de referência e as linhas indispensáveis à reabilitação estética.

PROPORÇÕES FACIAIS

Os traços faciais têm uma influência importante na perceção da personalidade de um indivíduo. De facto, os traços somáticos estão muitas vezes correlacionados com caraterísticas psicológicas precisas, e alguns traços estão associados a aspectos individuais específicos. A análise destas caraterísticas é efectuada através de linhas de referência horizontais e verticais, que permitem a correlação da face e da dentição do paciente no espaço. O clínico examina a fisionomia durante uma fase não operatória, a uma distância que permite uma avaliação das caraterísticas como um todo. As caraterísticas faciais no desenho do sorriso incluem a altura facial, a forma facial, o perfil facial, o género e a idade. Os artistas desenham dentro de uma moldura geral medida que é quadrada, retangular ou circular. Esta fórmula é subsequentemente refinada com molduras interiores e pontos de referência imaginários, de modo a relacionar as partes entre si e com a moldura original. Da mesma forma, os dentes interagem e devem harmonizar-se com três molduras: face, lábios e gengiva. O diagnóstico e o tratamento estético dentário baseiam-se na inter-relação entre estes quatro elementos.

Quadro e referência: o sistema construtivo que dá forma; um padrão de medida ou de construção. Num rosto harmonioso, é possível reconhecer certas linhas que, no seu conjunto, traçam uma espécie de geometria regular. Linhas de referência da vista frontal: a melhor posição para uma avaliação estética correta coloca o observador em frente do paciente, que mantém a cabeça numa postura natural. A linha interpupilar é determinada por uma linha reta que passa pelo centro dos olhos e representa, se for paralela ao plano horizontal, a referência mais adequada para realizar uma análise facial correta.

Como regra, as linhas seguintes são também paralelas a ela: ofírica (sobrancelhas), comissural (lábios) e interalar (nariz); isto cria uma harmonia global. Estas são frequentemente as referências utilizadas para orientar o plano incisal, o plano oclusal e o contorno gengival.

Linhas de referência horizontais

Desarmonia horizontal Em alguns casos, não existe a harmonia ideal entre a linha interpupilar, a linha comissural e o horizonte. As duas primeiras linhas de orientação, tanto individualmente como em conjunto, podem não ser de facto paralelas ao plano horizontal. Noutros casos, estas linhas, embora inclinadas, continuam paralelas entre si, criando uma orientação facial geralmente oblíqua em relação ao plano horizontal. A linha interpupilar é geralmente considerada como o plano horizontal de referência. No entanto, os olhos, ou mesmo os cantos da boca, nem sempre estão posicionados à mesma altura. Nestes casos, o horizonte é considerado o plano de referência ideal, independentemente de a linha interpupilar e a linha comissural estarem ou não alinhadas com ele. No entanto, o horizonte não pode funcionar como uma referência absoluta. Em caso de falta de paralelismo entre o plano horizontal e as linhas interpupilar e comissural, se estas últimas linhas ainda forem paralelas entre si, podem de facto ser utilizadas como referência para a reabilitação protética. Se ambas as linhas não forem paralelas entre si e com o horizonte, o médico deve discutir com o doente qual a linha de referência a escolher. A utilização correta de um arco facial permitirá reproduzir fielmente a situação clínica na bancada de trabalho, o que ajudará o técnico a posicionar corretamente os modelos no articulador.

VISTA FRONTAL:

A análise facial é verificada a uma distância de conversação. O médico utiliza uma série de linhas horizontais e verticais para determinar o tamanho e a proporção do rosto, desde o queixo até à linha do cabelo, e também a relação do rosto e da dentição do doente no espaço **(Fig. 107):** A primeira linha horizontal amarela a partir do topo é a linha interpupilar. Passa pelo centro da pupila de cada olho. A linha horizontal abaixo desta é chamada linha comissural, que passa pelos cantos onde os lábios superior e inferior se encontram. Estas linhas devem normalmente ser paralelas aos planos incisal e oclusal dos dentes do doente. A espessura dos lábios superior e inferior é também registada e uma descrição é assinalada. A necessidade de um possível aumento ou redução dos lábios também pode ser registada nesta altura. É traçada uma linha vertical amarela através da glabela (centrada entre as sobrancelhas), da ponta do nariz, através do centro do filtro, do centro do arco de cupido e, finalmente, até ao centro do queixo. A linha vertical resultante é a linha média facial e é definida e analisada como normal ou curva. LT = Esquerda RT = Direita)

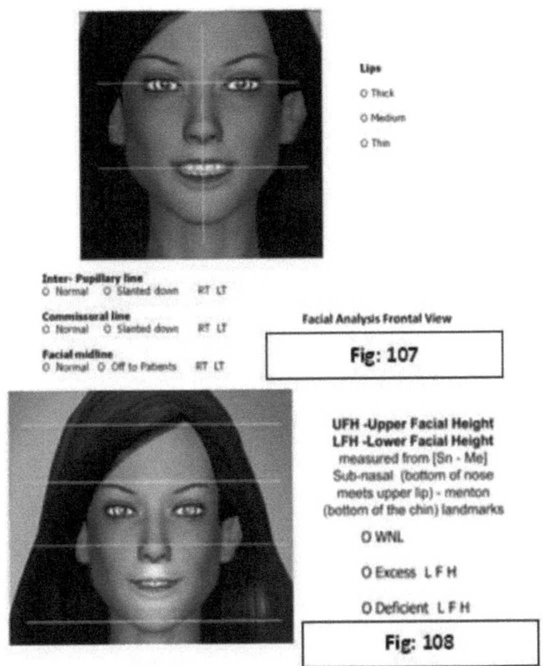

(**Fig. 108:** A face está dividida horizontalmente em três porções. A parte superior vai desde a linha do cabelo até ao cimo das sobrancelhas do doente. A segunda porção vai desde as sobrancelhas até à ponta do nariz. A parte inferior vai da ponta do nariz até à ponta do queixo. Esta terceira porção é ligeiramente mais larga do que as duas porções superiores num doente jovem, sem desgaste oclusal e com uma dimensão vertical normal. No entanto, esta porção pode eventualmente encolher com a idade e desgaste severo (colapso da mordida posterior).

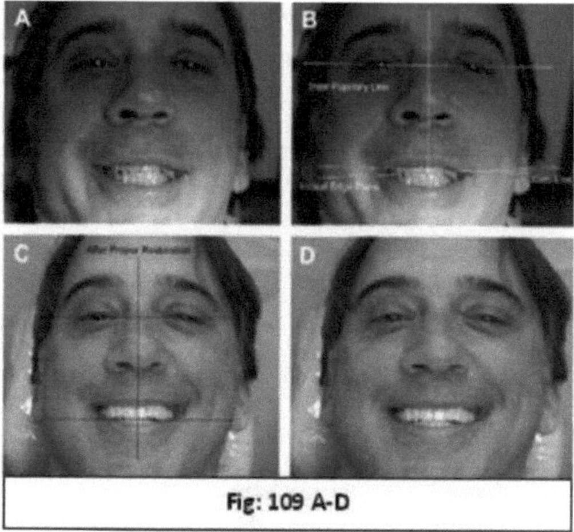

(**Fig. 109:** (A) Foto pré-operatória de um paciente. (B) Um paciente com linhas desenhadas na sua fotografia anterior para estimular o que deve ser observado utilizando a ficha de avaliação do sorriso. O bordo incisal da maxila deve ser paralelo às linhas interpupilar e comissural (com). Infelizmente, como visto neste caso, isso nem sempre é verdade. Neste paciente, as bordas incisais dos dentes anteriores superiores correm para cima, da direita para a esquerda do paciente. As figuras C e D mostram o caso terminado com a dentição anterior restaurada, o plano incisal agora paralelo à linha interpupilar).

VISÃO DO PERFIL :

Permite aos médicos visualizar uma importante linha imaginária chamada plano E de Rickett. Esta linha traçada desde a ponta do nariz até à ponta do queixo permite avaliar o perfil do doente comparando a distância deste plano ao lábio superior e inferior. No perfil normal, o lábio superior está aproximadamente a duas vezes a distância (4 mm) do lábio inferior ao plano E*. Um perfil côncavo pode exigir uma posição mais proeminente dos dentes anteriores maxilares com restauração final dos dentes anteriores, enquanto um perfil mais convexo pode exigir uma posição mais retruída da restauração final. Outras linhas imaginárias do ângulo da linha nasal/labial. Nas mulheres é geralmente de 100o a 105o.

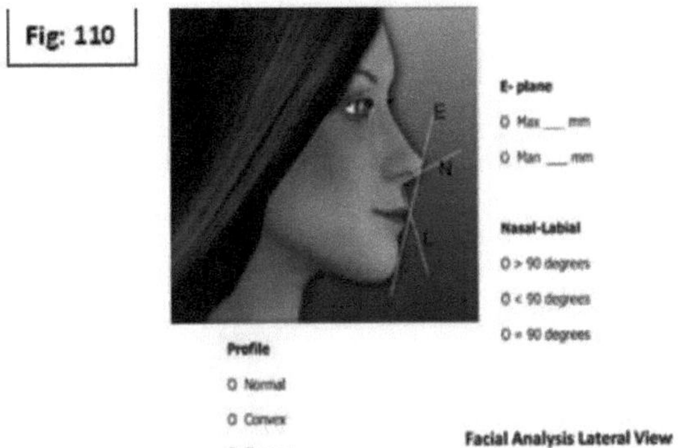

Fig. 110: Vista de perfil: Max mm = distância medida do lábio maxilar ao plano E (caucasiano médio -4, afro-americano médio +4 (menos se a forma facial for côncava, mais se a forma facial for convexa); Man__ mm = distância medida do lábio mandibular ao plano E (caucasiano médio -2, afro-americano médio +2, (menos se a forma facial for côncava, mais se a forma facial for convexa)

ANÁLISE INCISAL E OCLUSAL

De seguida, na ficha de avaliação do sorriso, é avaliada a análise incisal e oclusal. Esta avaliação envolve uma boa história que permite ao clínico diagnosticar se os hábitos afectaram a oclusão, as angulações e o posicionamento buco-lingual dos dentes. Se o clínico não souber a causa de uma má oclusão/mal posicionamento existente, a reconstrução da dentição pode ter resultados de curta duração. A sobremordida, a sobressaliência, a análise do espaço e as classificações da oclusão e da má oclusão devem ser avaliadas cuidadosamente.

A avaliação funcional **(Fig. 111:** É feita uma avaliação ortodôntica generalizada (classificação da oclusão ou má oclusão). A intervenção ortodôntica pode ser considerada um possível tratamento adjuvante ou de escolha nesta altura) ocorre quando é feita uma história dentária e inclui observações da deglutição e respiração do paciente durante a visita inicial. Um exame intra-oral completo pode mostrar sinais de bruxismo e desgaste que podem indicar desarmonia incisal e oclusal. Esta avaliação também proporciona a melhor oportunidade para os clínicos determinarem se as linhas médias faciais e dentárias são coincidentes. Se as linhas médias maxilar ou mandibular se desviarem da linha média facial, esse facto deve ser assinalado. A inclinação (uma linha média dentária que não é paralela à linha média facial) demonstrou ser ainda mais percetível para os pacientes e é considerada mais desvantajosa do que as linhas médias dentárias que não são coincidentes mas são, pelo menos, paralelas. Uma análise do espaço também deve ser categorizada e registada.

A

Functional Assessment

O Digit sucking e.g. thumb   O Lip sucking/biting

O Object biting/sucking   O Mouth breathing

O Tongue Thrust Swallow   O Clenching

O Grinding / Bruxism   O Other ___________________

Dental Midline

O Upper and lower teeth midlines coincide with the facial midline

O Upper dental midline is deviated to the   R   L   (circle)

O Lower dental midline is deviated to the   R   L   (circle)

B

Overbite

O Normal [0–30% of lower central incisor is covered by maxillary central incisor]

O Moderate [31–69% of lower central incisor is covered by maxillary central incisor]

O Severe [70–100% apical to the lower central incisoris covered by maxillary central incisor]

Anterior Open Bite .... mm   O Dental   O Skeletal

Overjet

O Normal [the maxillary incisors are 1–2 mm in front of the mandibular incisors]

O Moderate [the maxillary incisors are 3–5 mm in front of the mandibular incisors]

O Severe [the maxillary incisors are more than 5 mm in front of the mandibular incisors]

Space Analysis

Maxillary

O Crowding   O Spacing (Mild, Moderate, Severe)

Mandibular

O Crowding   O Spacing (Mild, Moderate, Severe)

Occlusal analysis. (A) Functional analysis. (B) Generalized orthodontic evaluation.
L, left; R, right.

Fig 111

Assimetria facial na linha média

A linha média é traçada através de uma linha vertical hipotética que passa pela glabela, a ponta do nariz, o filtro e a ponta do queixo. A linha média é, em regra, perpendicular à linha interpupilar, formando uma espécie de "T". Quanto mais centradas e perpendiculares forem estas duas linhas, maior será a sensação de harmonia global do rosto. Estas nem sempre fornecem uma referência fiável, porque muitas vezes diferem do eixo principal. Por este motivo, o centro do lábio superior pode ser utilizado como referência ideal para determinar a linha média facial do paciente.

O efeito "T" criado pela linha interpupilar perpendicular à linha média facial é enfatizado numa face agradável, com elementos horizontais, como a linha oftálmica e a linha comissural, e com elementos verticais, como a ponte do nariz e o filtro. Esta sensação de harmonia deve ser reforçada com a direção do plano incisal, o plano gengival e a posição e eixo da linha média dentária.

De acordo com Golub, a linha média dentária perpendicular à linha interpupilar oferece um dos contrastes faciais mais marcantes, servindo para ancorar o sorriso no rosto. Linha média facial a linha média serve para avaliar: a localização e o eixo da linha média dentária discrepâncias mediolaterais na posição dos dentes.
Logicamente, a linha média incisal central do maxilar deveria coincidir com a linha média da face. No entanto, a observação diária revela que a falta de coincidência entre a localização e a direção das duas linhas médias não é um problema estético, a não ser que a linha média dentária seja conspicuamente oblíqua ou nitidamente desviada para um lado. Neste último caso, a verticalidade da linha média dentária parece ser muito mais crítica do que a sua posição mediolateral.

INCLINAÇÃO OBLÍQUA NA LINHA MÉDIA DENTÁRIA

Uma discrepância distinta entre a linha média incisal central do maxilar e a linha média facial indica uma anormalidade mediolateral na posição do dente, geralmente causada pela ausência de um único dente anterior. A obtenção de uma linha média dentária perfeitamente centrada com a face porque cria demasiada uniformidade.
Simetria e Diversidade a intersecção da linha média com os planos horizontais acima mencionados cria uma espécie de quadro organizado através do qual é possível identificar a presença ou ausência de simetria entre os lados direito e

esquerdo da face. Na maioria dos indivíduos em que se verifica a existência de assimetria, a diferença dimensional entre o lado esquerdo e o lado direito da face é inferior a 3%. Este é, portanto, considerado o limite a partir do qual uma irregularidade facial se torna evidente ao olho do observador. Como afirmam Chiche e Pinault, a composição estética envolve uma série de elementos dispostos em torno de um princípio unificador ("unidade na variedade") com diversidade suficiente para criar interesse no olhar do observador ("diversidade na unidade"). Os mesmos autores sublinham também que a simetria dentária ao nível da linha média (por exemplo, os incisivos centrais) resulta num sorriso agradável, mesmo que existam irregularidades nas secções mais laterais (por exemplo, os incisivos laterais ou os caninos). A linha média dentária vertical e centrada pode ser utilizada para desviar a atenção de caraterísticas faciais assimétricas. Utilizando as linhas horizontais acima mencionadas como referência, um rosto bem proporcionado pode ser dividido verticalmente em três porções de igual tamanho.

TERCEIROS FACIAIS

O terço superior do rosto é a área entre a linha do cabelo e a linha oftálmica, o terço médio vai da linha oftálmica até à linha interalar e o terço inferior estende-se da linha interalar até à ponta do queixo. Estas três zonas do rosto variam frequentemente de tamanho de um indivíduo para outro, mas isso não é necessariamente a causa de uma grande desarmonia. Do ponto de vista dentário, o terço inferior do rosto representa, sem dúvida, a zona que recebe mais atenção, uma vez que é dominada pela presença dos lábios e dos dentes. Idealmente, o terço superior deste espaço é ocupado pelo lábio superior, e os dois terços inferiores são ocupados pelo lábio inferior e pelo queixo. A distância entre a base do nariz e o bordo inferior do lábio superior deve, portanto, ser aproximadamente metade do comprimento entre o lábio inferior e a base do queixo. O terço inferior do rosto desempenha um papel significativo na determinação da aparência estética global. A dimensão vertical está diminuída; a variação na altura do terço inferior da face é particularmente notória, enfatizando assim a relação rigorosa entre a altura da oclusão e a do terço inferior da face. Nestes doentes, é frequente verificar-se uma redução da visibilidade labial, com os bordos dos lábios a tenderem a dobrar-se para dentro, bem como um aprofundamento da concavidade do mento abaixo do lábio inferior. Qualquer alteração que afecte o suporte dentoalveolar terá uma influência direta na musculatura facial. A dimensão vertical do terço inferior da face que afecta a força e a extensão do comprimento de trabalho da musculatura infra-orbitária, predominantemente o quadrado dos lábios superiores e o zigomático, induz um colapso muscular. As perturbações funcionais reflectem-se naturalmente na aparência facial, atestando a ligação existente entre função e estética. O ambiente bucal, os clínicos em odontologia estética e medicina estética devem estar atentos aos efeitos das patologias bucais no envelhecimento precoce da face. A avaliação clínica para quantificar o aumento da dimensão vertical é efectuada através de testes fonéticos. A nova dimensão vertical, uma vez testada desta forma, deve ser fielmente reproduzida nas restaurações finais, uma vez que é essencial para a reabilitação do paciente, tanto do ponto de vista estético como funcional.

<u>ANÁLISE FONÉTICA:</u>

Nos anos 50, os clínicos aperceberam-se da importância da fonética na determinação da configuração dos dentes de prótese, da posição e do comprimento adequados dos dentes anteriores em relação à dimensão vertical da oclusão. Um doente em posição de repouso fisiológico terá normalmente um espaço de 2-4 mm entre as arcadas superior e inferior. A revelação facial mínima dos dentes anteriores nesta posição para uma aparência jovem foi identificada como sendo entre 2 e 4 mm, dependendo do sexo do indivíduo (as mulheres geralmente mostram mais dentes)

O "M - som" permite ver a posição de repouso e a revelação do dente nesta posição. Pode-se usar isto como um guia fonético para ajudar a planear o aspeto a ser alcançado no enceramento inicial de um caso bem planeado **(Fig. 112)**

A pronúncia alargada do som "E" é outro guia fonético importante. Este som mostra normalmente o sorriso mais largo. Daí a prática de dizer a palavra "queijo" quando se tira fotografias. O espaço entre os lábios superior e inferior deve ser preenchido quase completamente pelos incisivos superiores ao pronunciar este som. O bordo incisal do maxilar superior estará muito próximo do bordo superior do lábio inferior. No entanto, com o envelhecimento, os músculos da boca perdem o tónus e cada vez menos dentes superiores serão visíveis durante a pronúncia do som do "E" longo

O som "S" é criado pela passagem de ar entre a superfície macia da língua e a superfície lingual dura dos dentes anteriores superiores.

A pronúncia correta dos sons "F" e "V" é conseguida quando os bordos incisais dos dentes anteriores superiores entram em contacto ligeiro com o lábio inferior (bordo do vermelhão). Os bordos incisais devem ser colocados diretamente sobre a linha de demarcação entre o bordo húmido e o bordo seco do lábio inferior. Este contacto ligeiro permite a acumulação de pressão suficiente para uma pronúncia correta.

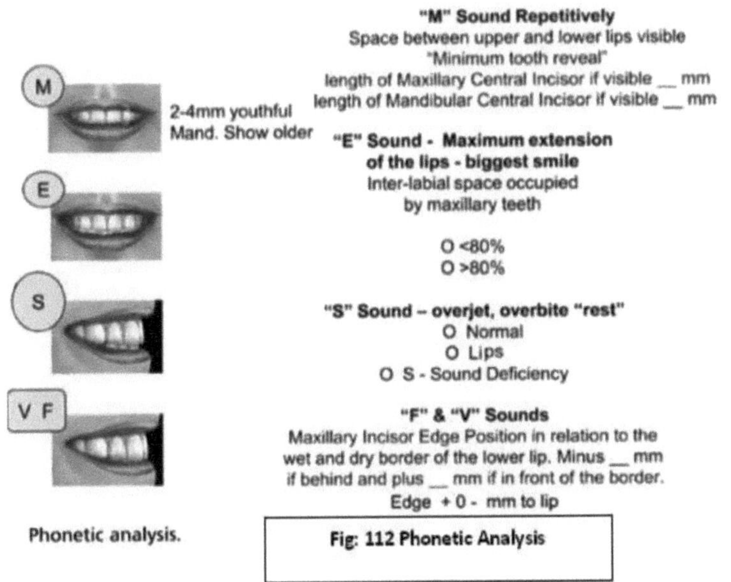

Phonetic analysis.

Fig: 112 Phonetic Analysis

ANÁLISE DENTÁRIA

A análise dentária anterior do maxilar e da mandíbula é feita diretamente no formulário, utilizando diagramas diretos nos desenhos simples ou utilizando a lista de verificação de desenhos. Os contornos faciais irregulares podem ser melhor visualizados nas vistas incisais, enquanto que a proporção áurea, os encaixes incisais, a inclinação axial, o espaçamento entre os dentes e os zénites gengivais podem ser desenhados diretamente nas vistas faciais. O biótipo gengival também é importante de observar, especialmente quando se decide o tipo de restauração a ser usada, porque um biótipo fino pode exigir uma preparação gengival adicional para cobrir raízes escuras. **(Fig: 113)**

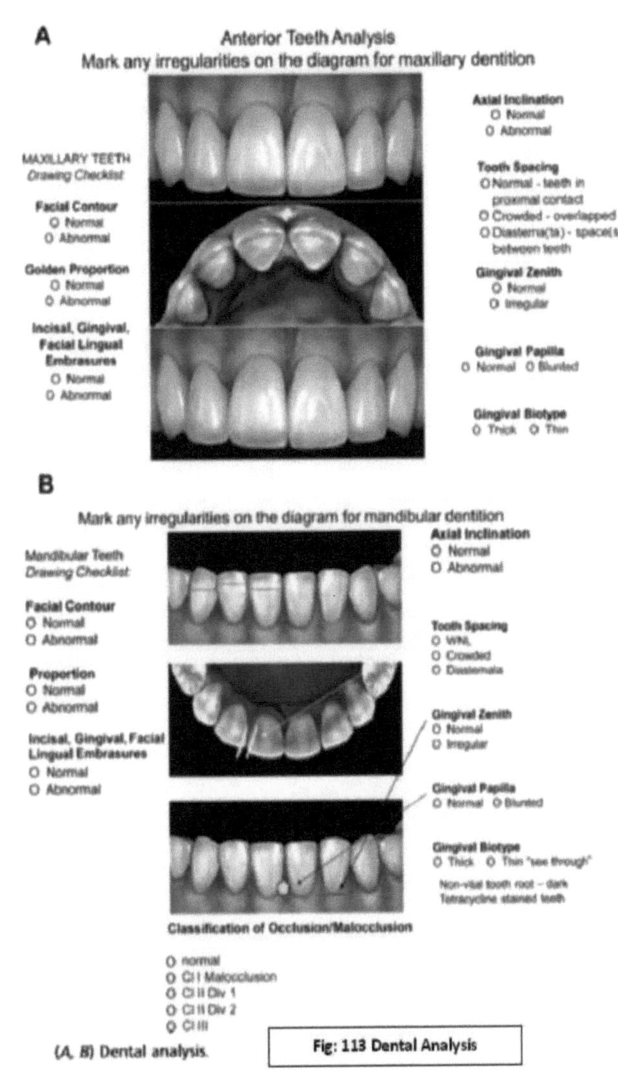

Fig: 113 Dental Analysis

LINHA MÉDIA DENTÁRIA

A linha média facial está localizada no centro da face, perpendicularmente à linha interpupilar. É uma linha vertical que atravessa a testa, o nariz, a columela, a linha média dentária e o queixo. Em termos de pontos cefalométricos, passa pelo nasion, subnasale, ponto interincisal e pogonion.

A linha média dentária é definida como uma linha vertical imaginária que não coincide necessariamente com a linha média facial. O frénulo labial ou a papila incisiva podem, por vezes, ser utilizados como pontos de referência intra-orais para localizar a linha média dentária. O filtro labial é considerado um guia ótimo, pelo menos em 70% dos casos, para determinar a linha média maxilar. Numerosos estudos demonstram que as linhas médias maxilar e mandibular não coincidem em 75% dos casos e, por conseguinte, a linha média mandibular não pode ser utilizada como referência para determinar a linha média maxilar. O desvio da linha média mandibular não é tão significativo ou percetível devido à visibilidade reduzida dos dentes inferiores, pelo menos nos doentes mais jovens, e também devido ao tamanho e proporção semelhantes dos incisivos inferiores, que são mais estreitos. Pode ou não coincidir com a linha média facial; nos casos em que não coincidam, a linha média dentária deve ser perpendicular às linhas interpupilares ou horizontais. Pode ou não coincidir com a linha média inferior Se a posição da linha média estiver descentrada, deve ser sempre vertical, de modo a parecer harmoniosa e a composição dentária agradável. A inclinação da linha média é um defeito grave inaceitável.

POSIÇÃO E DISPOSIÇÃO DOS DENTES

A arcada dentária e a posição dos dentes anteriores determinam a aparência dos lábios e das bochechas. Se a arcada dentária for demasiado pequena, podem aparecer rugas na pele acima da bochecha e do lábio superior, uma vez que a arcada não consegue suportar os músculos. Do mesmo modo, as inclinações axiais dos dentes também devem ser cuidadosamente consideradas. Para conseguir uma harmonia estética e apoio para os músculos faciais e lábios, os incisivos devem ser corretamente moldados e posicionados. A perceção da forma dos dentes está relacionada com a forma da arcada dentária.

Existem três grandes categorias geométricas para o alinhamento geral da arcada dentária.

Forma de arco quadrado:

Os dentes anteriores têm uma aparência quadrangular dispostos ao longo de uma linha reta, mostrando uma arcada dentária larga. Os caninos aparecem paralelos e o eixo dos dentes é reto, sem quaisquer rotações, inclinações ou sobreposições. Este tipo de forma de arcada pode mostrar a presença de algum espaçamento ou diastemas que necessitarão de correção ortodôntica ou, em alternativa, protética.

O encerramento destes espaços através de uma técnica aditiva continua a ser a única opção.
Os possíveis desafios podem ser
• Aumento da largura do dente que requer uma avaliação compensatória de um possível aumento do comprimento
• As restaurações devem manter as proporções dos dentes através de percepções ilusórias
• Os encaixes interdentários devem permanecer auto-limpáveis mesmo após a restauração com material aditivo.

Forma de arco cónico/triangular:

Os dentes anteriores têm uma aparência mais ou menos afilada e são protrusivamente inclinados com os incisivos centrais frequentemente colocados labialmente. A arcada tem um aspeto estreito, com espaço insuficiente para um alinhamento correto, sendo frequentes as variações na posição dos dentes, com rotações e sobreposições. Os incisivos centrais parecem dominantes devido à sua posição vestibular, enquanto os laterais e os caninos se curvam para dentro devido à falta de espaço. Se os dentes anteriores tiverem de ser realinhados nestes casos, a terapia ortodôntica continua a ser a primeira escolha. Se tal não for possível devido a várias razões, como a adesão do paciente e o tempo envolvido, as opções alternativas incluem o recontorno dentário através de enameloplastia, seguido de tratamentos mais invasivos como facetas ou coroas, dependendo da gravidade do mau posicionamento dentário.
O papel do incisivo lateral é significativo na correção de apinhamentos e

malposições no segmento anterior devido às seguintes razões

• Podem ser efectuadas reduções significativas de largura devido à sua forma variável na natureza

• Pode ser facilmente rodado em prótese devido à sua secção transversal circular

• Posição estratégica na arcada onde ligeiras irregularidades melhoram o aspeto estético *Forma da arcada oval/ovoide:*

Os dentes estão dispostos ao longo de uma linha curva e têm uma forma oval, normalmente com espaço suficiente para permitir um alinhamento correto sem malposições. Na presença de um espaço edêntulo anterior, os pontos de referência anatómicos são frequentemente fiáveis para determinar a posição aproximada dos dentes. A superfície vestibular dos incisivos centrais está localizada a uma distância fixa de 10 mm, em média, na dentição natural, do centro da papila incisiva. Assim, é um ponto de referência fiável para determinar a localização da restauração anterior.

<u>ANÁLISE DENTOLABIAL</u>

Os elementos primários de um sorriso bonito são os dentes, pelo que é essencial um conhecimento sólido das formas e da anatomia de cada dente. Os artistas desenham dentro de um quadro medido que é dividido por contornos interiores e pontos de referência imaginários. O dentista estético também desenha de dentro para fora.

Os ângulos de linha e as inclinações axiais que enquadram o dente, o bordo gengival que enquadra os dentes, os lábios que enquadram os dentes e a gengiva e o rosto que é a moldura original principal que ancora todos estes componentes num conjunto atrativo. Os dentes e as gengivas são os componentes estáticos do sorriso, enquanto os lábios e os tecidos moles faciais formam as molduras dinâmicas que se transformam dramaticamente com a idade. **(Fig. 114)**

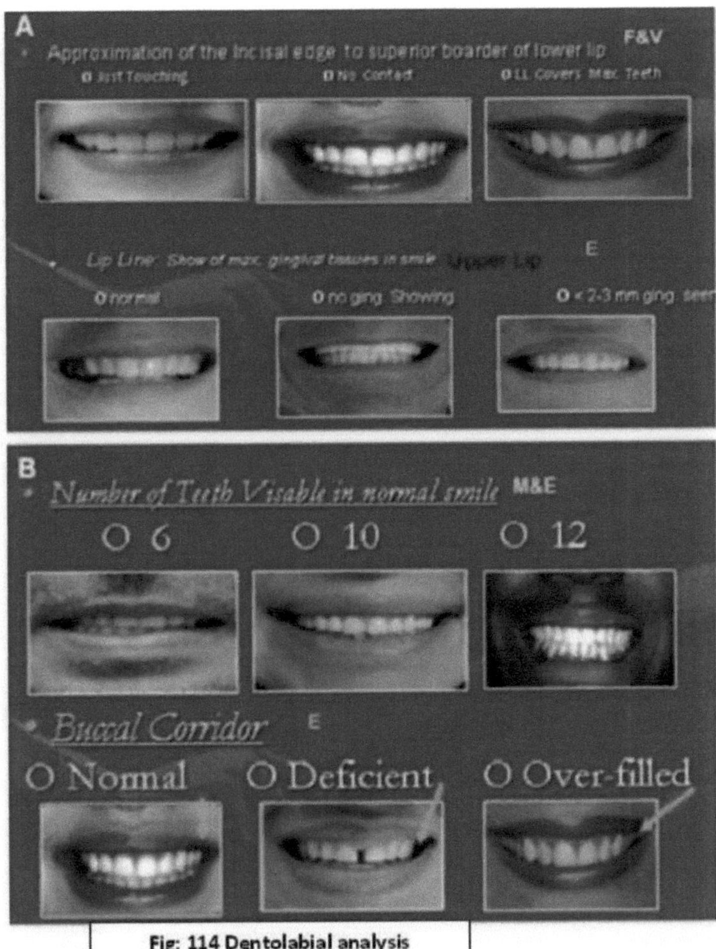

Fig: 114 Dentolabial analysis

ANÁLISE DENTO-FACIAL

Uma análise dentofacial minuciosa é um componente essencial para determinar os pormenores do desenho das restaurações que irão proporcionar a estética final do caso. A identificação dos componentes horizontais e verticais do paciente como normais ou a necessitar de melhorias ajudará a determinar como o caso deve prosseguir. Depois de o formulário de avaliação do sorriso ter sido utilizado várias vezes, a análise dentofacial permite uma identificação rápida e exacta dos problemas. Qualquer componente que possa necessitar de consulta com outra disciplina é facilmente identificado e registado. A compreensão da linguagem da estética, um tópico abordado por Davis em 2007, ajudará os leitores a compreender os diagramas da ficha de avaliação do sorriso. Este artigo explica o significado de definições importantes, como linha labial, linha média, dentes expostos em posição de repouso fisiológico e espaço negativo bilateral. **A Fig. 115** mostra exemplos de sorrisos normais e anormais. A maioria das variações está presente no formulário para facilitar a comparação com o paciente. Em resumo, o formulário de avaliação do sorriso fornece aos profissionais um método simples de anotar rapidamente as necessidades estéticas do paciente, identificando assim as disciplinas que podem precisar de ser envolvidas num plano de tratamento completo. Esta lista de verificação organizada fornece aos clínicos um objetivo, permitindo assim que a sequência do tratamento seja melhor planeada.

Upper Lip line

Tooth <u>Lower lip position</u>

Dental Midline -- Relationship of
central incisors to philtrum
(facial midline)

Buccal Corridor

Smile Line

Number of teeth in the smile

Midline – Canting to right or left

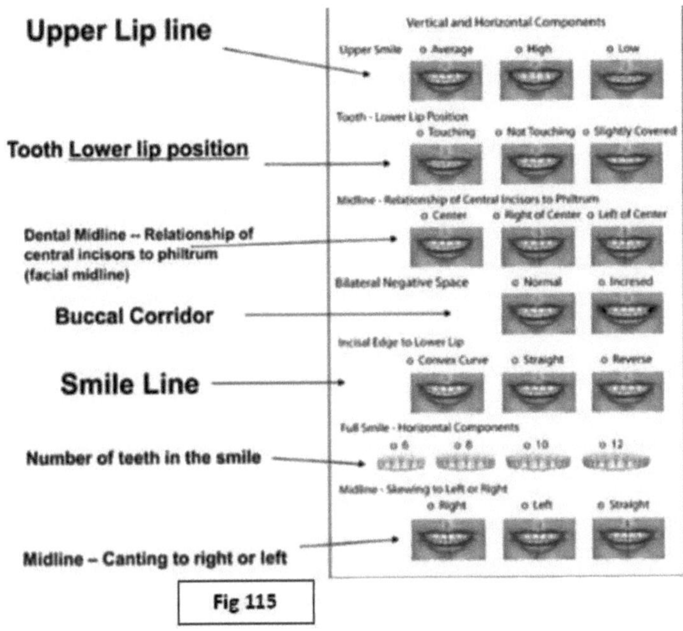

Fig 115

OPÇÕES DE TRATAMENTO EM PRÓTESE FIXA

A. OPÇÕES DE TRATAMENTO ULTRACONSERVADORAS

Pergunte a uma pessoa comum como é que ela gostaria de melhorar o seu sorriso e a resposta será, na maioria das vezes, "com dentes mais brilhantes e mais brancos". A cor dos dentes é um fator significativo na atratividade de um sorriso. Um sorriso atraente desempenha um papel importante na perceção geral da atratividade física, na perceção do sucesso e da autoestima.

As opções de tratamento devem sempre incluir primeiro os procedimentos mais simples (tratamentos químicos e compósitos à mão livre) e depois avançar para abordagens mais sofisticadas (facetas laminadas e coroas de cobertura total) apenas quando necessário.

Este capítulo explora as técnicas minimamente invasivas que constituem uma parte integrante, ou melhor, preliminar, do desenho do sorriso.

1. MODIFICAÇÃO DA corbranqueamentobranqueamento [70]

Muitas vezes, a única queixa que um paciente tem sobre os seus dentes é a de uma cor inaceitável ou de irregularidades na cor. Na ausência de outros problemas que exijam procedimentos de restauração, tais como deficiências de forma ou tamanho, a modificação da cor deve ser considerada como uma possibilidade em primeiro lugar. A descoloração dos dentes pode ocorrer devido a uma variedade de razões. É imperativo determinar a etiologia da descoloração de modo a poder tratá-la eficazmente. É importante determinar se a descoloração é intrínseca/extrínseca.

EXTRINSIC STAINS	INTRINSIC STAINS
• Food & Beverages	• **Tetracycline Stains**
• Oral Habits	• **Fluorosis stains**
• Inadequate Oral Hygiene	• **Discolouration caused by dental caries or old restorations**
	• **Aging**

GESTÃO DAS MANCHAS COM BRANQUEAMENTO

Tetracycline stains		
Stains	Appearance	Treatment
1st degree	Light yellow to light grey uniform without banding	3-4 in office sessions
2nd degree	Darker more extensive yellow/grey without banding	4-5 in office sessions combination with home bleaching. Only home bleach 2-6 months.
3rd degree	Severe staining dark grey or blue with banding	**Bleaching.** Mostly needs to combine with **veneering**
4th degree	Blue grey stain at the gingiva	Too dark to attempt bleaching
FLUOROSIS STAINS		
Simple stains	yellow brown stains on smooth surface enamel	Usually single session of bleaching. If required a second seating may be required. They respond well to bleaching
Severe stains	opaque white or grey flecks on the enamel surface	Treated by bleaching preceding veneering or direct composite restorations.

A descoloração causada por cáries dentárias ou restaurações antigas, como restaurações de ionómero de compósitos descoloridos e até mesmo obturações metálicas de prata e ouro, deve ser corrigida antes do branqueamento. Óleos, nitratos, iodo, selantes e outros materiais também podem causar descolorações intrínsecas' que normalmente respondem bem ao branqueamento.

MANUTENÇÃO

- Os pacientes são instruídos a evitar quaisquer alimentos e bebidas coloridos durante, pelo menos, um período de duas semanas e, subsequentemente, a reduzir essa ingestão para obter resultados mais duradouros.

• A ingestão de açúcar refinado deve ser restringida para evitar quaisquer formações cariosas nos dentes susceptíveis e os fluidos cítricos, antiácidos, etc. devem ser limitados, uma vez que abrandam a ação de branqueamento, especialmente em regimes caseiros.

• Imediatamente após o branqueamento, a ingestão de líquidos deve ser aumentada para re-hidratar os dentes. - O paciente deve ser chamado a cada 8-10 meses para acompanhamento

ULTRA CONSERVATIVE APPROACHES AND THEIR INDICATIONS			
Clinical Situation	**Bleaching**	**Microabrasion**	**Megaabrasion**
Mild Fluorosis with White and Brown Stains	Yes	Yes*	No
Mild fluorosis with white stains	Yes	Yes*	No
Injury during tooth development, white and brown spots and surface defects	+ Yes	No	Yes
Injury during tooth development, white and brown spots	+ Yes	No	Yes
Injury during tooth development, white spots	No	No	Yes

+ : Preliminary bleaching to eliminate yellow-brown discolorations prior to megabrasion.

* : Indicado apenas quando o branqueamento preliminar não proporciona resultados satisfatórios

B. Restaurações de porcelana

1. *Laminados e facetas de porcelana colados*

Por fim, as cerâmicas coladas permitem cada vez mais que mais substância dentária permaneça intacta, especialmente a superfície palatina, que representa o elemento mais sofisticado da coroa dentária intacta.

SITUAÇÃO 1: DENTES CONÓIDES

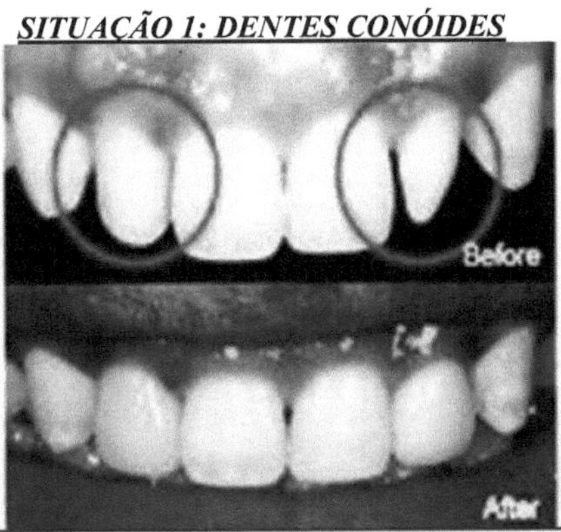

Fig: 116 Management of Peg Laterals With All Ceramic Crowns

SITUAÇÃO2: DIASTEMAS E TRIÂNGULOS INTERDENTÁRIOS A FECHAR

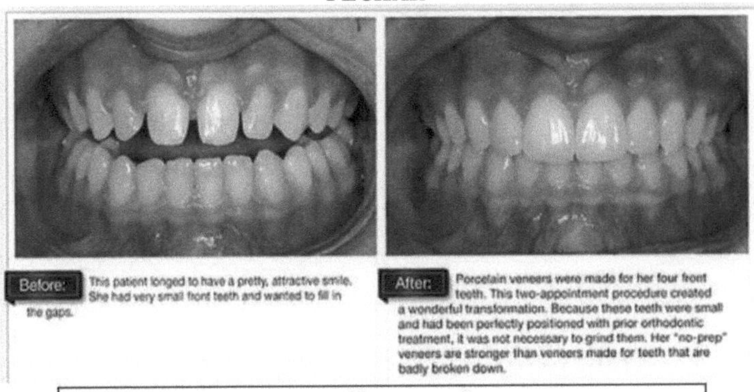

Fig: 117 Management of diastema with no prep veneers

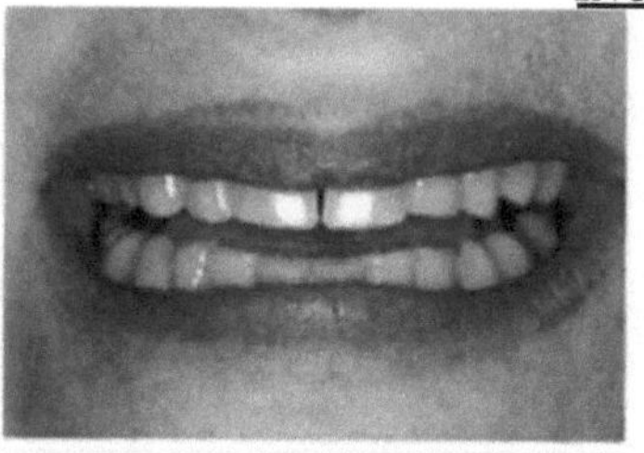
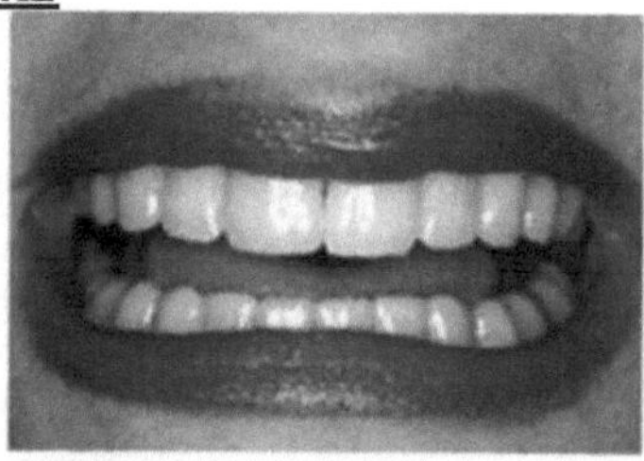

Fig : 118 Augmentation of Incisal Length and Prominence

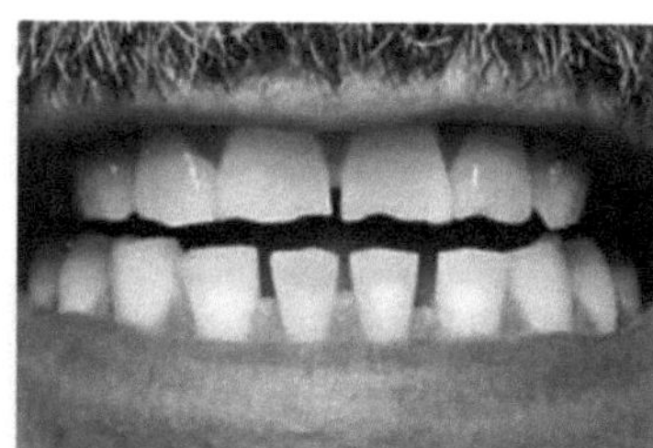
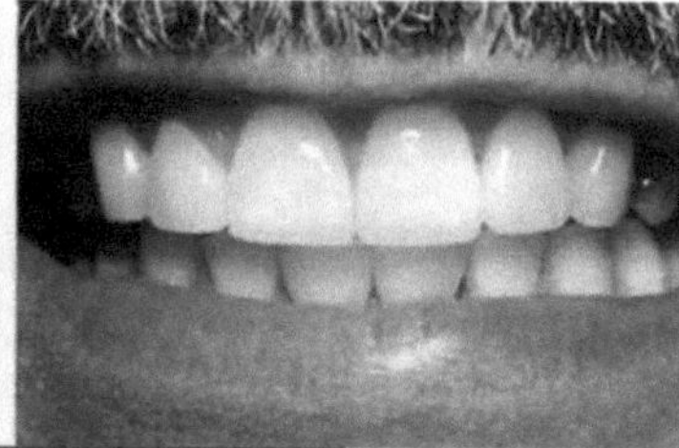

Fig 119: Incisal Length Augmentation

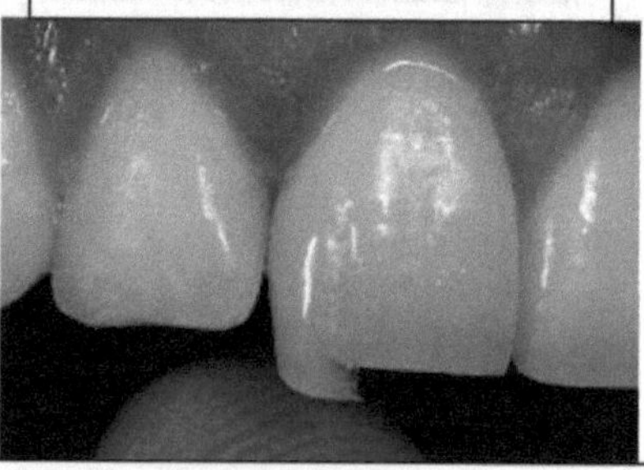

Fig 120: Incisal Length Augmentation with no prep veneers

SITUAÇÃO 4: FRACTURA CORONAL EXTENSA

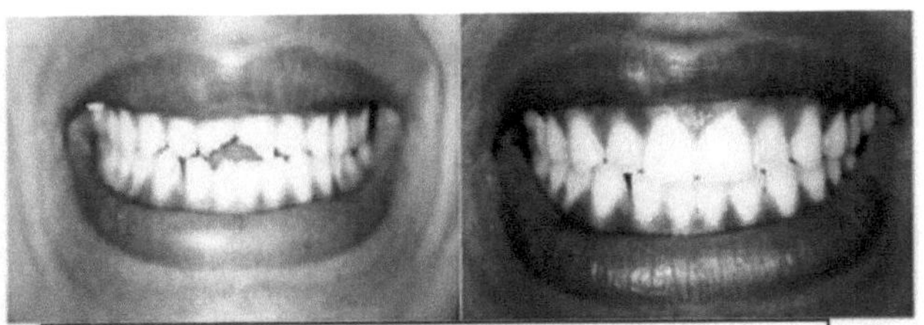

Fig: 121 Management of Extensive Coronal Fracture

SITUAÇÃO 5: MELHORIA ESTÉTICA COM DESIGN DE SORRISOS.

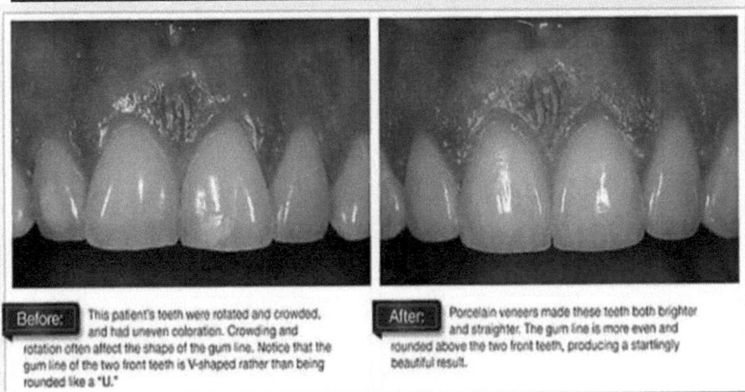

Fig: 122 Cosmetic Enhancements with Smile Designing

SITUAÇÃO 5: RESTAURAÇÕES DE COMPÓSITO DESCOLORIDAS

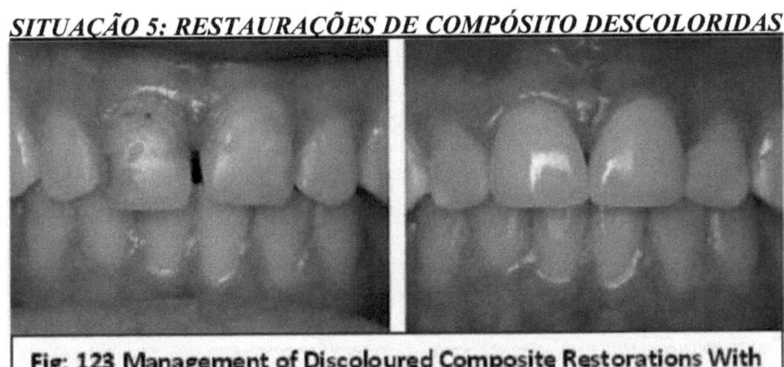

Fig: 123 Management of Discoloured Composite Restorations With all Ceramics

SITUAÇÃO 6: DENTES DESCOLORADOS RESISTENTES AO

145

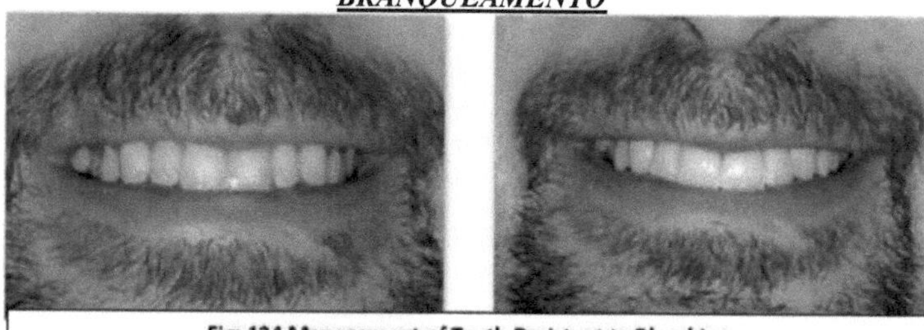

Fig: 124 Management of Teeth Resistant to Bleaching

CONSIDERAÇÕES ESTÉTICAS SOBRE IMPLANTES DENTÁRIOS

É necessária uma compreensão da anatomia e biologia periodontal e peri-implantar para gerir com sucesso os tecidos moles durante a terapia com implantes. As semelhanças entre os tecidos moles periodontais e peri-implantares fornecem as bases anatómicas e biológicas para a aplicação da técnica básica do retalho periodontal e da cirurgia periodontal reconstrutiva na terapia com implantes, enquanto as diferenças revelam as limitações que podem ser esperadas quando são utilizadas várias técnicas cirúrgicas periodontais durante a terapia com implantes. Munido destes conhecimentos, o clínico pode formular um plano de tratamento dos tecidos moles que inclua procedimentos de gestão adequados para assegurar um ambiente saudável dos tecidos moles peri-implantares e a reconstrução bem sucedida de tecidos moles de aspeto natural, a partir dos quais pode surgir uma restauração estética do implante.

AVALIAÇÃO SISTEMÁTICA DE PACIENTES COM IMPLANTES ESTÉTICOS [68]

A estética do sorriso inclui a compreensão da forma como as caraterísticas faciais, a atividade muscular e a relação entre a dentição visível e o tecido gengival se combinam para criar a aparência única do sorriso de um indivíduo. Quando uma terapia com implantes é contemplada para uma área de preocupação estética, a avaliação pré-tratamento efectuada pelo cirurgião deve incluir uma avaliação periodontal funcional e estética completa.

Concentrar a atenção apenas na área da restauração de implantes planeada resulta frequentemente num compromisso estético que poderia ter sido evitado.

Simetria facial e dentária

O exame dentofacial e dentoperiosteal funcional e estético começa com uma avaliação da simetria facial. O cirurgião deve iniciar a avaliação da simetria facial e dentária determinando a posição da linha média facial.

Na maioria dos casos, esta determinação é feita em relação à linha interpupilar, a linha média facial forma então uma perpendicular à linha interpupilar e está localizada no ponto médio entre a pupila do paciente no olhar para a frente.

A simetria dentária também é avaliada em relação à linha média facial. A posição da papila entre os incisivos centrais superiores, bem como a localização e o eixo da linha média dentária maxilar e mandibular são avaliados em relação à linha média facial. Além disso, o clínico deve avaliar os planos incisal, oclusal e gengival quanto à sua orientação relativamente à linha interpupilar. Uma orientação paralela é considerada esteticamente agradável.

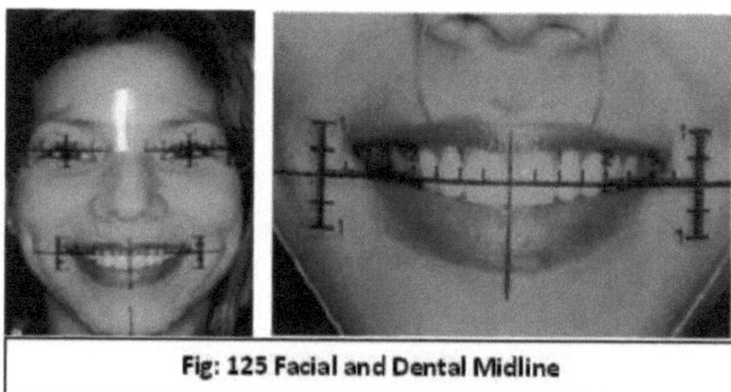

Fig: 125 Facial and Dental Midline

Linha do lábio superior: A forma do lábio superior e a sua relação com as estruturas dentoperiosteais subjacentes são as considerações mais importantes quando se avalia a estética dentária. Pode ser considerada como o ponto de partida para a reconstrução estética. Determina a diferente exposição dentogengival durante as diferentes posições do lábio. Por conseguinte, a posição do lábio deve ser avaliada em repouso, durante uma conversa, durante um sorriso moderado descontraído e enquanto o paciente está muito animado.

É útil ter um conhecimento prático da visualização média dos incisivos maxilares com os lábios em repouso, porque é a mais exacta das medições clínicas dos lábios. A média de exposição dos incisivos maxilares com os lábios em repouso é de 1,91 mm nos homens e de 3,40 mm nas mulheres. Para além disso, é imperativo avaliar a quantidade de gengiva exposta com os lábios em várias posições. Uma exibição de mais de 3 mm de gengiva durante um sorriso moderado foi descrita como um sorriso gengival. Esta caraterística deve ser sempre tida em conta, uma vez que o sorriso gengival pode ser esteticamente indesejável, podendo ser necessária uma reconstrução inicial antes da colocação do implante.

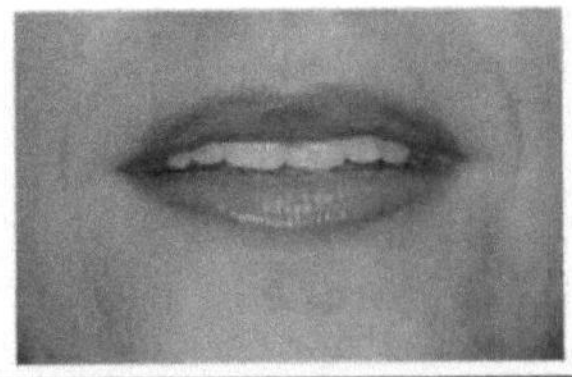

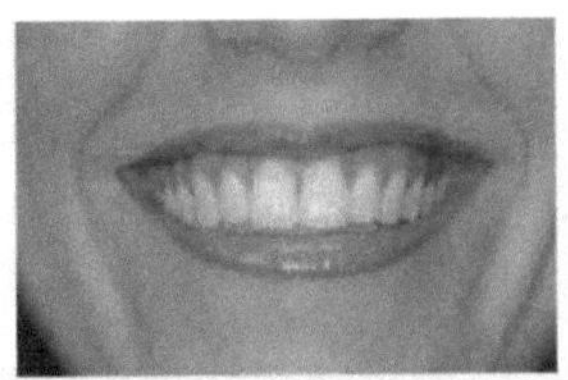

Fig 126 : Incisor Display with Lips At Rest

Fig 127: Gummy Smile

Linha do lábio inferior: A tonicidade e o controlo do lábio inferior podem afetar a visibilidade dos dentes anteriores. Além disso, a relação do lábio inferior com as dentições anteriores superiores ajuda a avaliar a curvatura e a orientação do plano incisal e a posição do bordo oro-facial-incisal dos incisivos superiores. Em geral, o plano incisal deve seguir a curvatura suave do lábio inferior quando o doente está relaxado e a sorrir moderadamente.

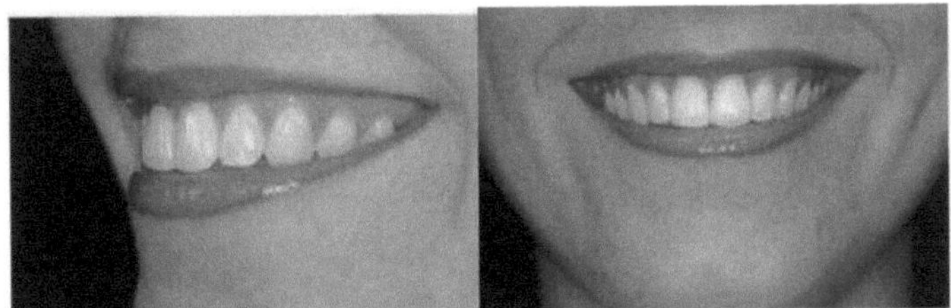

Fig 128: Curvature Of Lower Lip (Profile View)

Fig 129: Curvature of lower lip (Frontal view)

Plano Incisal: O cirurgião deve compreender que a morfologia estética do plano incisal envolve mais do que a orientação. Um plano incisal esteticamente agradável segue uma ligeira convexidade ou um padrão de "asa de gaivota", em que o comprimento do bordo do incisivo lateral é mais curto do que o do incisivo central ou canino vizinho. A morfologia e a relação da incisura incisal do maxilar anterior também podem melhorar ou prejudicar a estética do sorriso. As incisuras são formadas pelos bordos e pela separação entre os dentes anteriores superiores e devem alargar-se progressivamente do incisivo central para o canino para melhorar a estética do sorriso.

O cirurgião que avalia o plano incisal deve estar bem ciente de que quaisquer alterações observadas durante o exame podem ter resultado de desgaste irregular do bordo incisal, restaurações inadequadas ou muitos outros factores. Nestes casos, a terapia com implantes deve ser planeada de acordo com as aberrações pré-existentes.

Proporções dos dentes: Existem muitos conceitos para determinar as proporções intrínsecas agradáveis para os dentes anteriores individuais e a sua inter-relação.

Para a proporção do incisivo central maxilar, uma relação largura-comprimento intrínseca de 75% -80% é considerada esteticamente agradável. A proporção áurea também pode ser aplicada para estabelecer uma proporção harmoniosa entre dentes. Ao aplicar a proporção áurea, deve ter-se em conta que a proporção é decidida de acordo com a vista frontal e não com o comprimento mesiodistal real dos dentes. Assim, uma proporção recorrente harmoniosa é estabelecida quando o incisivo central parece 60% mais largo do que o incisivo lateral que, por sua vez, parece 60% mais largo a partir da face mesial do canino, conforme observado de frente.

A inclinação axial e a posição rotacional dos dentes também devem ser tidas em consideração. Em geral, a estética do sorriso é melhorada quando as coroas clínicas dos dentes anteriores superiores são inclinadas medialmente, com a inclinação a aumentar progressivamente do incisivo central para o canino.

Outra relação visual estética importante na dentição anterior envolve a zona de ligação, que é a área onde os dentes adjacentes parecem tocar-se. A zona de ligação deve ser distinguida dos pontos de contacto reais, que são muito mais pequenos. A altura das papilas interdentárias, a profundidade dos encaixes e as inclinações axiais determinam o tamanho de cada zona de ligação individual. Aconselha-se que as zonas conectoras ideais sejam 50% do comprimento do incisivo central, para o conetor entre os incisivos centrais; devem ser 40% do comprimento do incisivo central para a zona conectoras entre o incisivo central e o incisivo lateral maxilar e

30% do comprimento do incisivo central para a zona conectoras entre o incisivo lateral e o canino, quando observadas de uma vista lateral.

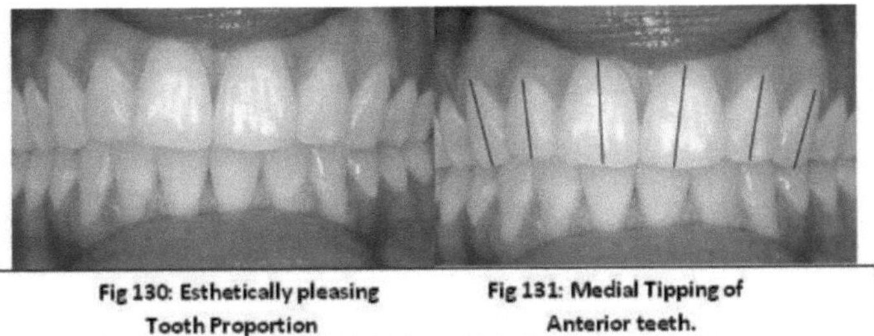

Plano gengival e contorno gengival: O plano gengival deve ser paralelo ao nível da linha interpupilar; para além disso, deve ser paralelo ao plano incisal.

Foram identificados dois padrões ou morfologias esteticamente agradáveis do contorno gengival: o primeiro é o padrão sinuoso, em que o contorno gengival do incisivo lateral é apenas coronal aos dentes adjacentes unilateralmente. O segundo é um padrão rigoroso quando a margem gengival do incisivo central e lateral e do canino estão ao mesmo nível unilateralmente. Ambos os padrões podem existir bilateralmente ou em combinação em ambos os lados da linha média.

O padrão gengival desagradável inclui a forma exagerada do padrão sinuoso e quando a margem gengival do incisivo lateral é apical aos dentes adjacentes.

O cirurgião de implantes seleciona e sequencia adequadamente os procedimentos cirúrgicos necessários para eliminar os defeitos periodontais funcionais e estéticos identificados na avaliação pré-cirúrgica. Estes defeitos dos tecidos moles podem existir no local do implante ou nas dentições adjacentes. Na maioria das vezes, a cirurgia periodontal estética é indicada para a correção de contornos gengivais desagradáveis e para a melhoria das proporções dos dentes através da deslocação das margens gengivais.

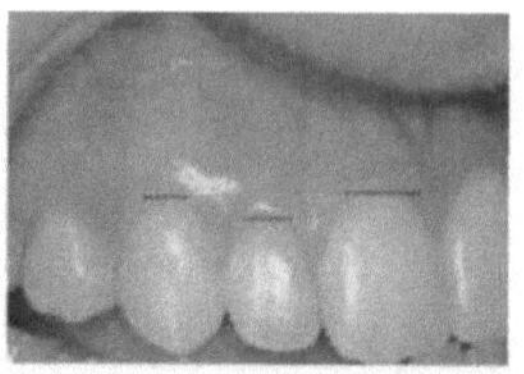
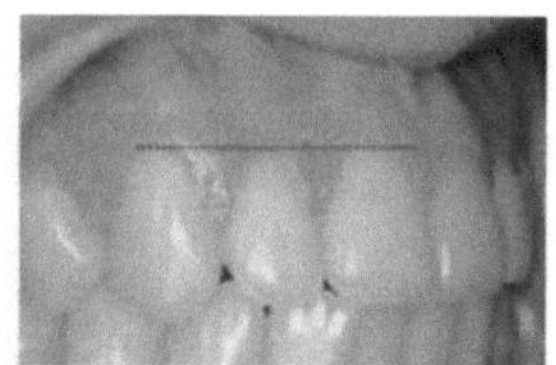

Fig 132: Sinuous Pattern   Fig 133: Straight Pattern

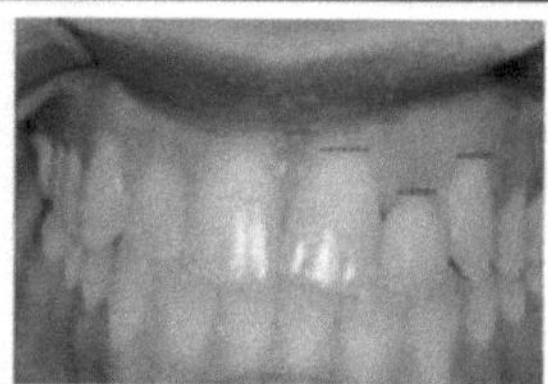

Fig 134: Exaggerated pattern

Biótipo periodontal: O biótipo periodontal do paciente é um dos factores mais importantes na determinação do resultado da terapia estética com implantes. O clínico que consegue analisar a resposta dos diferentes biótipos periodontais às várias intervenções cirúrgicas e de restauração envolvidas na terapia com implantes pode personalizar todo o procedimento de tratamento para obter um resultado estético desejável e previsível.

Dois biótipos periodontais distintos foram descritos por Olssson e Lindhe: são eles

Periodonto fino e recortado

Periodonto plano e espesso.

Periodonto fino e recortado: Tem uma arquitetura positiva pronunciada com uma delicada cortina de tecido mole friável. O tecido mole aderente é mínimo e a deiscência óssea e as fenestrações são defeitos que caracterizam a estrutura óssea subjacente.

Este tipo periodontal tem sido associado a uma morfologia dentária específica através de coroas anatómicas triangulares com pequenos contactos interdentários no terço incisal. As coroas clínicas ou são planas na área cervical ou emergem com convexidades subtis. A resposta deste tipo de periodonto às intervenções de tratamento é a recessão dos tecidos moles, a migração apical da inserção e a perda do osso alveolar subjacente. Além disso, a fina placa bucal maxilar subjacente à cortina de tecido mole friável está predisposta à formação de defeitos secundários à remodelação e reabsorção do osso após a remoção do dente ou preparação da osteotomia e colocação do implante.

O suporte protético dos tecidos moles com restaurações provisórias anatomicamente corretas é obrigatório no periodonto fino e recortado, uma vez que os tecidos moles peri-implantares, particularmente as papilas interdentárias, colapsam quase instantaneamente após a remoção do dente e a subsequente recriação das papilas é extremamente difícil. Na presença deste biótipo, aconselha-se a utilização de cirurgia sem retalho sempre que possível para a colocação imediata do implante e a utilização do retalho peninsular em forma de U ou da abordagem de punção tecidular para a colocação tardia. O retalho peninsular em forma de U preserva a circulação na área e permite a visualização direta dos níveis da crista alveolar vestibular, interproximal e palatina, fornecendo assim informações para orientar a colocação precisa de implantes tridimensionais. Por outro lado, quando o enxerto de tecido duro é indicado para reconstruir o volume ósseo em falta, é preferível um design de retalho curvilíneo exagerado em bisel.

Além disso, os procedimentos reconstrutivos efectuados no caso de um periodonto fino e recortado resultam na perda de volume dos tecidos moles ou numa arquitetura dos tecidos moles enfraquecida.

Em suma, pode concluir-se que a presença de um periodonto fino e recortado constitui um desafio para a obtenção de um resultado estético previsível. É extremamente importante que, após a colocação do implante, os pilares de cicatrização e a restauração provisória tenham contornos idênticos aos dos dentes que se destinam a substituir.

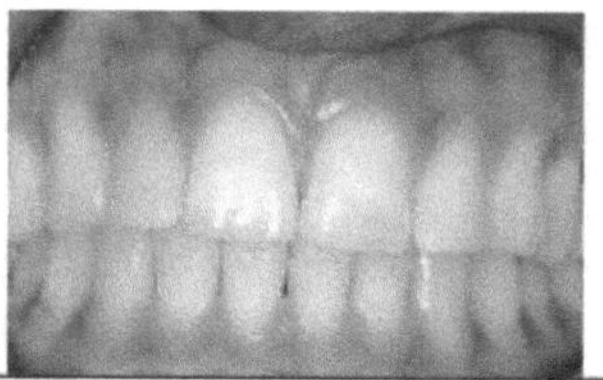
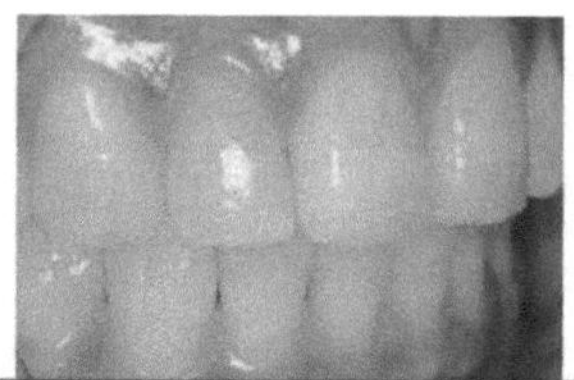

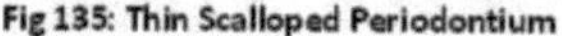

Fig 135: Thin Scalloped Periodontium   Fig 136: Pronounced gingival architecture

Periodonto plano e espesso: Um tecido mole relativamente plano e uma arquitetura óssea caracterizam este biótipo. A cortina de tecido mole é densa, fibrótica e existe uma abundância de tecido mole aderente. A forma óssea subjacente é composta por osso denso e espesso. Neste tipo, os dentes estão associados a formas anatómicas quadradas com convexidades bulbosas no terço cervical. O ponto de contacto e a zona de ligação são grandes e estendem-se frequentemente até à área do 1/3 cervical, pelo que as papilas interdentárias são curtas. Quando comparado com este tipo, existe uma disparidade significativamente menor entre os níveis vestibular, marginal e interproximal. Devido à presença destas caraterísticas, o periodonto plano e espesso resiste à recessão dos tecidos moles, mas, devido à sua natureza fibrótica, é difícil de gerir e pode resultar na formação de bolsas. Assim, o implantologista deve evitar a incisão através do tecido bucal para evitar o desenvolvimento de cicatrizes inestéticas. É necessário analisar que, embora o periodonto plano espesso forneça tecido abundante que resiste à recessão, também apresenta problemas devido à sua natureza fibrótica. No entanto, o tipo plano espesso é mais previsível e controlável, desde que os procedimentos sejam bem planeados e executados.

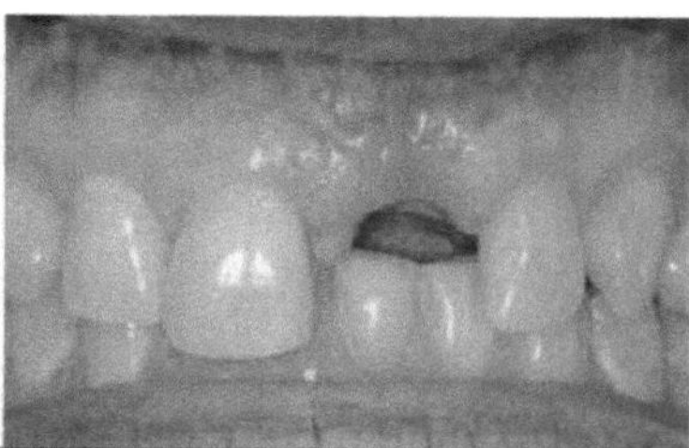

Fig 137: Thick flat periodontium with fibrotic Tissue

DESIGN DE RETALHO DIFERENTE PARA TERAPIA ESTÉTICA COM IMPLANTES

Em áreas de preocupação estética, existem 3 abordagens distintas para a gestão discreta de tecidos moles

- uma aba curvilínea exagerada e biselada
- uma aba de península em forma de U
- um furador de tecidos

Cada uma destas abordagens tem indicações específicas e é adequada para a gestão de tecidos moles em redor de implantes submersos e não submersos colocados em áreas estéticas.

Retalho Curvilíneo Exagerado: Quando é necessária a exposição bucal em áreas estéticas, é utilizado um desenho de retalho delineado por incisões que seguem um trajeto curvilíneo exagerado. A incisão é cuidadosamente biselada e direcionada através ou paralelamente a pontos de referência anatómicos existentes, como a junção mucogengival e os sulcos interdentários, de modo a proporcionar uma camuflagem estética. A deslocação da incisão para mais longe do local do implante torna-a menos visível. Além disso, o retalho torna-se mais largo e a elasticidade geral do retalho é melhorada devido à incorporação de tecido elástico adicional da mucosa na base do retalho. A incisão de corte de libertação de tensão pode então ser utilizada sem comprometer a relação entre a largura da base do retalho e a sua margem. A utilização de um retalho curvilíneo exagerado com corte de libertação de tensão é um procedimento padrão, que assegura a coaptação passiva do retalho e uma estética melhorada, mesmo quando são necessários vários procedimentos para a reconstrução de grandes volumes de defeitos duros e moles em locais de implantes estéticos. É efectuada uma dissecção supraperiosteal de espessura dividida quando está planeado o aumento de tecido mole.

Em resumo, a utilização deste retalho na terapia de implantes estéticos minimiza a retração do retalho e a deiscência da ferida do procedimento de desenvolvimento do local.

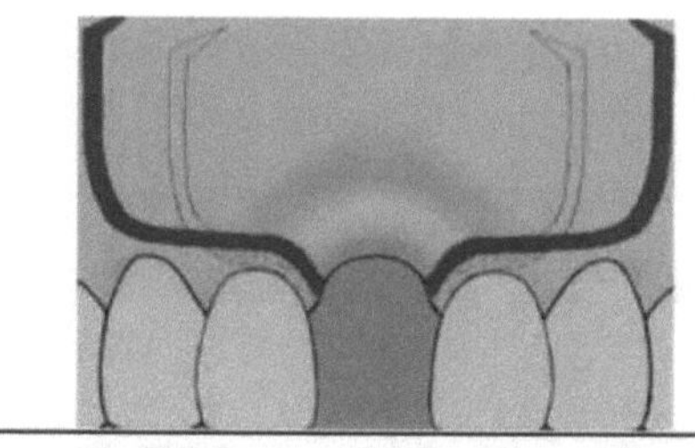

Retalho peninsular em forma de U: Quando é necessária a visualização do aspeto vestibular, é aconselhada a utilização de um retalho em península com base palatina ou lingual para aceder ao local do implante. Este deve ser utilizado quando não é necessário aumentar os tecidos moles ou duros ou quando o desenvolvimento do local já foi efectuado anteriormente.

Esta abordagem preserva a circulação e o volume de tecido mole no local do implante, evitando reflitir o tecido mucoperiosteal bucal. Preserva a circulação dos vasos do ligamento periodontal, dos vasos interseptais e também das perfurantes que emanam dos vasos supraperiosteais bucais. Esta circulação preservada torna-se uma consideração importante quando se pretende manter ou reconstruir a papila interdentária. Esta abordagem expõe o aspeto palatino do rebordo, o que é uma vantagem durante a preparação da osteotomia, a colocação do implante e a ligação do pilar, porque o cirurgião pode visualizar a preparação da crista óssea, a profundidade da colocação do implante e a interface implante-pilar. O retalho segue um trajeto em forma de U sobre a área onde a restauração do implante irá eventualmente emergir. A lâmina é orientada para criar um bisel em direção ao centro do retalho. Quando se coloca um implante submerso, o retalho é readaptado sobre o parafuso de cobertura e quando se coloca um implante não submerso, os restantes tecidos moles são readaptados ao aspeto palatino do implante.

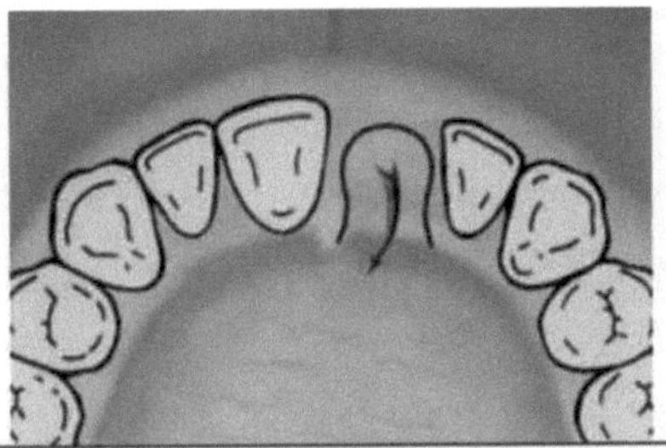

Punção de tecido: A utilização do punch de tecido na terapia de implantes estéticos é principalmente indicada para a exposição de implantes submersos quando o volume e a arquitetura do tecido mole peri-implantar são ideais na área crítica para a emergência da prótese. Nessas áreas, o punch é orientado com uma inclinação palatina ou lingual à medida que é utilizado para expor o implante. Esta técnica preserva o excesso de tecido mole no aspeto facial. O punção de tecido está disponível numa variedade de diâmetros para acomodar diferentes tamanhos de implantes.

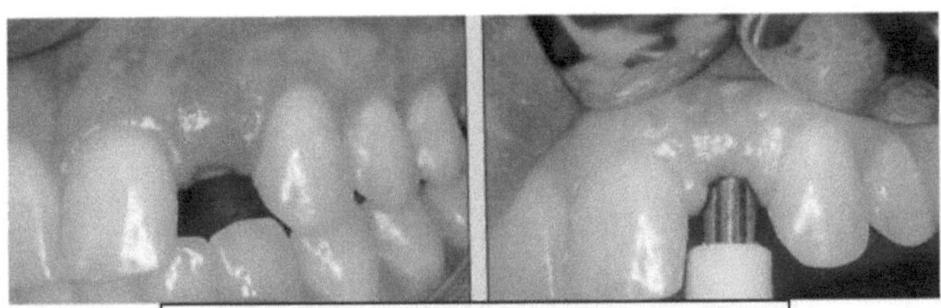

COLOCAÇÃO DE IMPLANTES: PERSPECTIVA ESTÉTICA

O planeamento adequado do tratamento com implantes é importante para obter um resultado final aceitável. Do ponto de vista cirúrgico, a necessidade de precisão na colocação de implantes varia consoante o caso individual. Na maioria dos casos, é ditada pela quantidade de osso remanescente, pela arquitetura dos tecidos moles, pela posição e inclinação dos dentes vizinhos e opostos.

O planeamento pré-cirúrgico baseia-se normalmente na avaliação empírica do doente. Os moldes da maxila e da mandíbula são montados num articulador e é efectuada a avaliação de diagnóstico da largura mesiodistal e da largura vestibulolingual para a colocação do implante. A análise da sobreposição horizontal e vertical também é necessária para a restauração anterior.

GUIA DE POSICIONAMENTO PRÉ-CIRÚRGICO

Ao planear o tratamento de restauração, os clínicos deparam-se frequentemente com problemas relacionados com o número e o diâmetro dos implantes a colocar. Os guias de posicionamento pré-cirúrgico foram concebidos para ajudar a resolver estes problemas.

Os guias podem ser utilizados

- Intraoralmente, antes da cirurgia, para visualizar a futura restauração suportada pelo implante. - No molde mestre para facilitar o fabrico do stent a ser utilizado no exame radiográfico, bem como a conceção correta do stent cirúrgico.
- Durante a colocação do implante para facilitar o posicionamento ideal do implante.

STENT GUIA RADIOLÓGICO E CIRÚRGICO

O stent radiológico é concebido com a utilização de guias de posicionamento pré-cirúrgico e de acordo com a posição óptima dos implantes, que pode ser indicada por um material radiopaco no stent. A colocação intra-oral do stent radiológico durante o exame radiográfico sobre o implante pretendido fornece informações objectivas sobre o local de implante pretendido. O stent guia cirúrgico é concebido e fabricado com a ajuda do guia de posicionamento pré-cirúrgico. Assim, o espaço entre os implantes será tido em consideração durante o fabrico do stent cirúrgico.

GUIAS DE POSICIONAMENTO DE IMPLANTES

Estas guias são importantes para colocar o implante corretamente em relação a

-        Espaço entre os implantes

-        Angulação óptima do implante

Os procedimentos cirúrgicos que asseguram os parâmetros acima referidos proporcionarão um ambiente para a formação de papilas, arquitetura dos tecidos moles com perfil de emergência, embrasures e forma e tamanho adequados dos dentes substituídos.

Os factores que são importantes no fabrico da guia de posicionamento do implante são os seguintes

Espaçamento e angulação entre implantes:

-        Posição mesiodistal do implante

- Posição bucolingual do implante

Mesmo que diferentes implantes e pilares correspondam à anatomia de vários dentes, a colocação do implante no osso continua a basear-se na dimensão anatómica individual que se deve ao grau de reabsorção óssea.

Numa arcada edêntula intacta, a distância entre o centro e o centro dos incisivos, caninos e pré-molares varia entre 7 e 8,5 mm. As distâncias correspondentes entre pré-molar e molar e entre molar e molar variam de 9 a 12 mm. Um stent guia cirúrgico maxilar é normalmente efectuado de acordo com as posições ideais dos dentes sem ter em consideração a quantidade de reabsorção óssea horizontal. Na maioria das vezes, a situação clínica correta, pelo menos de um ponto de vista estético, é diminuir o número de pilares para a prótese parcial fixa suportada por implantes.

POSIÇÃO MESIODISTAL DO IMPLANTE NO OSSO

É necessário um espaço mínimo de 1,25 mm entre o suporte do implante e os dentes adjacentes para uma correta osteointegração e um menor risco de danos nos dentes naturais adjacentes.

No entanto, observa-se uma perda média de osso da crista de 1,04 mm quando o espaço inter-implantar é igual ou inferior a 3 mm, em comparação com uma perda de osso da crista de 0,45 mm quando esta distância é superior a 3 mm. Ao calcular a distância mesiodistal para selecionar o diâmetro adequado do implante, também é necessário considerar o espaço necessário para o fabrico do ponto de contacto entre as coroas. Assim, recomenda-se uma distância mínima de 1,5-2 mm do dente adjacente para obter uma estética óptima com espaço adequado para dispositivos protéticos relacionados com vários desenhos de implantes e também para a saúde dos tecidos peri-implantares.

POSIÇÃO BUCOLINGUAL DO IMPLANTE NO OSSO

Dois factores desempenham um papel importante na decisão clínica relativamente à posição vestibulolingual do implante no osso:

- Espessura óssea com irrigação sanguínea adequada
- Angulação adequada para um perfil de emergência correto

Um implante deve ser rodeado por osso com, pelo menos, 1 mm de espessura, tanto na face vestibular como na face lingual. Quando se mantém uma espessura média do osso facial de 1,8 mm ou superior após a preparação do local, o potencial de redução do osso diminui significativamente e é mais provável que ocorra a aposição óssea. Para além disso, o corpo do implante deve estar alinhado com os dentes adjacentes, bem como com a dentição da arcada oposta.

TRAJECTÓRIA DO IMPLANTE (PERFIL DE EMERGÊNCIA)

O perfil de emergência de um implante dentário depende tanto da angulação do corpo do implante como do estado atual do tecido periodontal. Os parâmetros clínicos anteriores discutidos são considerados para o perfil de emergência. No que respeita à angulação do implante, os corpos dos implantes devem ser colocados num ângulo inferior a 25 graus, uma vez que as necessidades estéticas não podem ser facilmente satisfeitas com implantes colocados num ângulo mais amplo. O médico deve avaliar cuidadosamente as caraterísticas dos tecidos moles, incluindo a quantidade de tecido queratinizado, o biótipo periodontal e a forma da papila. É importante lembrar que o aumento dos tecidos moles não é possível sem o suporte dos tecidos duros. Por conseguinte, uma deficiência do rebordo no local do implante deve estar a menos de 3 mm do seu contorno ideal para permitir ao médico modificar o tecido mole de forma adequada para obter um perfil de emergência esteticamente agradável. Para ter uma localização ideal, a colocação do implante no osso requer a colocação da plataforma do implante a 3-5 mm da JCE do dente adjacente. Além disso, as paredes vestibular e lingual devem ter, pelo menos, 1-2 mm de espessura.

CONSIDERAÇÃO PROTÉTICA NA TERAPIA DE IMPLANTES ESTÉTICOS

A estética ideal do implante é melhorada se se considerar uma opção protética adequada após a colocação do implante. É fundamental que o contorno dos tecidos moles e o perfil de emergência imitem o do dente natural. O pilar de cicatrização colocado no implante ajuda na formação do sulco gengiva-implante, conferindo um perfil de emergência à restauração.

As restaurações provisórias provisórias que transmitem micro movimentos para o local do implante têm um efeito negativo no procedimento de desenvolvimento do local duro e mole e, em certos casos, podem contribuir para o fracasso dos enxertos. Mas a vantagem citada do pilar de cicatrização justifica a sua utilização para evitar o colapso da arquitetura dos tecidos moles após a colocação do implante.

PILAR DE CICATRIZAÇÃO

Os pilares de cicatrização podem ser personalizados ou pré-fabricados.

Pilar de cicatrização anatómico pré-fabricado: Os pilares de cicatrização com forma de dente personalizada são benéficos com tamanho ou forma invulgares, de acordo com a área de preocupação estética. Estes pilares aproximam-se da anatomia da secção transversal do dente perdido ou da substituição planeada ao nível gengival. Também fornecem um suporte para a cicatrização guiada do tecido mole imediatamente após a emergência do implante.

A consideração mais importante na sua utilização em áreas estéticas é evitar a introdução de um contorno labial excessivo que pode resultar em recessão dos tecidos moles. Além disso, quando um pilar anatómico é demasiado pequeno para suportar adequadamente as papilas adjacentes ou o tecido provisório, a perda da arquitetura do tecido mole recortado pode não ser recuperável. Do mesmo modo, quando um pilar é demasiado grande, pode dificultar a circulação para as papilas adjacentes ou para o tecido mole provisório, levando à perda de volume do tecido, que pode ser irreversível.

Na maioria dos casos, é utilizado um pilar pré-fabricado que se aproxima muito da dimensão mesiodistal do dente que está a ser substituído e que incorpora o bisel labial, evitando assim a recessão do tecido labial e proporcionando um resultado estético.

Pilar de cicatrização personalizado: Uma técnica protética utilizada pelo cirurgião para iniciar a cicatrização precoce guiada dos tecidos moles envolve a utilização de um pilar de cicatrização personalizado com a forma do dente. Uma vez que cada forma de dente maxilar anterior é única em termos de morfologia, é pouco provável que um pilar pré-fabricado produza um resultado ideal em termos de suporte de tecidos e cicatrização guiada de tecidos moles em todos os casos.

A introdução precoce de elementos protéticos anatomicamente corretos tira partido da dinâmica de cicatrização disponível e traduz-se em contornos ideais dos tecidos moles e na estabilidade dos tecidos moles peri-implantares.

A utilização de pilares de cicatrização personalizados, apesar de ser muito útil para melhorar o resultado estético, requer trabalho laboratorial, o tempo de cadeira é maior e é importante evitar cargas indesejadas nos pilares de cicatrização personalizados em forma de dente.

<u>RESUMO</u>

O Dr. Charles Pincus, justamente reconhecido como o pai da odontologia estética, fez uma declaração profética no ano de 1937 que é citada como "Um sorriso cativante mostrando uma fila uniforme de dentes naturais brancos e brilhantes é um fator importante para alcançar a caraterística dominante conhecida como personalidade.

Um sorriso bonito parece refletir um certo estilo de vida, e a melhoria da beleza facial é um dos principais objectivos dos pacientes que procuram cuidados dentários electivos. O terço inferior da face tem um grande impacto na perceção da estética facial, pelo que o papel de um sorriso bonito é inegável. A compreensão da proporção áurea que há muito representa a beleza pode fornecer-nos diretrizes úteis que podem ser combinadas com os nossos conhecimentos existentes e aplicadas ao nosso trabalho dentário para restaurar a estética dentária com uma garantia razoável de sucesso. O fator mais importante na criação de um sorriso bonito é a capacidade de visualizar o resultado final antes de começar. A comunicação com o laboratório, incluindo fotografias e modelos dos provisórios aprovados, é a chave para o sucesso. Uma prescrição laboratorial minuciosa detalhando a cor, a textura, o comprimento central, a translucidez incisal e qualquer outra informação pertinente ajuda a facilitar um resultado previsível. Para desenvolver dentes corretamente proporcionados, é essencial abordar adequadamente muitas caraterísticas, tais como contornos, cor, tamanho e comprimento dos centrais, fonética e oclusão. Isto conduz a uma técnica artística fundamental - a arte do recontorno - tanto com os provisórios como, se necessário, com as restaurações definitivas.

A medicina dentária é uma ciência em constante mudança. À medida que novas investigações e experiências clínicas alargam os nossos conhecimentos, são necessárias alterações no tratamento. Esta mudança de paradigma no campo da medicina dentária chega mesmo a tempo de satisfazer as necessidades e os desejos finais dos pacientes que consideram que um sorriso atraente já não é um luxo, mas sim uma parte necessária do seu estilo de vida. A medicina dentária estética permite ao dentista alterar a aparência, o tamanho, a cor, a forma, o espaçamento e o posicionamento dos dentes. O fascínio das preparações conservadoras, o potencial para excelentes resultados estéticos e a saúde gengival tornaram este ramo da medicina dentária muito popular em todo o mundo. Não é de admirar que tenha desfrutado de uma utilização tão alargada e que, ao mesmo tempo, tenha provado a sua eficácia com resultados tão previsíveis e excelentes

A era atual da medicina dentária cosmética e estética deu ênfase a um sorriso confiante e cativante. "Um sorriso bem concebido é um produto de esforços consolidados realizados através de um diagnóstico preciso, de um planeamento metódico do tratamento, da utilização de materiais avançados e de técnicas contemporâneas executadas por um dentista qualificado". A sociedade atual, orientada para a estética, abraçou a revolução estética na medicina dentária. A nossa profissão está bem preparada para as crescentes necessidades estéticas actuais. Utilizando os conceitos aqui apresentados, deve ser possível obter um resultado bem sucedido nos respectivos casos relativos à conceção do sorriso e à reabilitação estética. Uma avaliação e um planeamento pré-operatórios minuciosos são um pré-requisito importante para o sucesso da medicina dentária estética. Ajudará a desenvolver o plano de tratamento ideal para o paciente e é também muito importante para uma boa comunicação laboratorial, com o objetivo de criar enceramentos ideais baseados em princípios estéticos e oclusais precisos

BIBLIOGRAFIA

1. Goldstein RE. Esthetics in Dentistry. Vol 1: Princípios, Comunicação, Métodos de Tratamento, ed 2. Ontário: BC Decker, 1998.
2. Mohan B. Princípios da conceção do sorriso: J Conserv Dent. 2010 Oct-Dec; 13(4): 225-232.
3. Perceção dos dentistas e leigos sauditas sobre a estética alterada do sorriso
4. Desenho do sorriso -Dent Clin N Am 51 (2007) Pg 299
5. Análise do sorriso e desenho estético: na zona - Edward A. McLaren, Phong Tran inside dentistry - july/aug 2009 Pg 44
6. Boucher's Clinical Dental Terminology , 4ª Ed, Pg 108
7. Ética da odontologia estética (Quintessence Int 2004:35:456-465)
8. Anderson JN. O valor dos dentes . Br Dent J 1965; 119:98
9. Ai S, Ishikawa T. O costume tradicional de coloração de dentes "Ohaguro" no Japão. Int Dent J 1965;15:426
10. Guerini V. A history of dentistry from the most ancient times until the end of the eighteenth century. Nova Iorque; Milford House. 1969
11. Aboucaya WA. O sorriso dento-labial e a beleza do rosto, (tese) 1973; No. 50. Academia de Paris, Universidade de Paris VI
12. Levin EI. Estética dentária e proporção áurea. J Prosthet Dent. 1978;40:244-52.
13. Raquitismo RM. O divisor de ouro. J Clin Orthod 1981; 15: 752-9.
14. Tjan AH: Alguns factores estéticos num sorriso J prosthet Dent 1984 Jan; 51(1):24-8.
15. Gillen RJ et al : Uma análise das proporções dentárias normativas selecionadas Int J Prosthodont 7:415, 1994.
16. Singer BA. Princípios de estética. Curr Opin Cosmet Dent 1994;:6-1
17. Messing MG. Arquitetura do sorriso: para além do desenho do sorriso. Dent Today 1995 May;14(5):74, 76-9
18. Dorfman WM. Como desenhar estilos de sorriso para a dentisteria cosmética.Dent Today 1995 Oct;14(10):68-9
19. Ahmad I: Considerações geométricas na estética dentária anterior: princípios de restauração Pract Periodont Aesthet Dent1998 10(7):813-822
20. Snow SR. Análise estética do sorriso da largura do dente anterior maxilar: a percentagem dourada. J Esthet Dent. 1999;11(4):177-84.
21. E M Narcisi, J A DiPerna: Restauração multidisciplinar de boca inteira com facetas de porcelana e inlays de resina fabricados em laboratório: *Practical Periodontics And Aesthetic Dentistry*, 11(6):721-8; 1999
22. Ward DH: Desenho de sorriso proporcional utilizando a proporção dentária estética recorrente (RED) Dent Cli North Am 45(1):143 2001
23. Morley J, Eubank J Macroesthetic elements of smile design.J Am Dent Assoc.

2001 Jan; 132(1):
39-45.

24. Sarver DM: A importância do posicionamento dos incisivos no sorriso estético: o arco do sorriso. Am J Orthod Dentofacial Orthop. 2001 Aug; 120(2):98-111

25. Van Zyl I, Geissberger M: Desenho de formas simuladas. Ajudar os pacientes a decidir o seu ideal estético. J Am Dent Assoc 2001 Ago; 132(8):1105-9

26. Flanagan J: Aesthetics of the smile Glasgow Dental Hospital And School 2005:

27. LaVaccia MI: Interdental papilla length and perception of aesthetics Pract Proced Aesthet Dent 2005; 17(6):405-12:

28. Davis NC. Desenho do Sorriso. Dent Clin N Am. 2007;51:299-318.

29. Passia N, Blatz M, Strub JR A linha do sorriso é um parâmetro válido para a avaliação estética? Uma revisão sistemática da literatura. Eur J Esthet Dent. 2011 outono; 6(3):314-27.

30. Calamia et al: Smile Design e planeamento do tratamento com a ajuda de um formulário de avaliação estética abrangente: Dent Clin N Am 55(2011) 187-209.

31. Ozhayat EB, Dannemand K. Validação do Índice de Estética Protética. Clin Oral Investig. 2013 Sep 26.

32. Webster (1988) : New world dictionary of American English. 3ª Edn.

33. O Glossário de Termos de Prótese Dentária; J Prosthet Dent 2005;94:1: 1-93.

34. Rubin. Sorriso e estilo. Jornal de Ortodontia Clínica 2002;36 : 221-236

35. Anthony H.Tjan et al. Alguns factores estéticos num sorriso. J Prosthet Dent 1984; 51:24-8.

36. Ackerman & Ackerman. A classificação do sorriso. J Cand Dent Assoc 1999;65:252-4

37. Estética em Ortodontia: Seis linhas horizontais do sorriso. Dental Press J. Orthod 2010;15:118-131.

38. T. G. Matthews. A anatomia de um sorriso. J Prosthet Dent 1978; 39(2):128-134.

39. Estágios do sorriso: World J Orthod 2006; 7: 279-85.

40. Dr. Sushil Koirala. Roda do Desenho do Sorriso: Um protocolo simplificado para o design do sorriso. Dental Tribune International; 2009; 1-8.

41. Lombardi RE: Os princípios da perceção visual e a sua aplicação clínica à estética da prótese. J Prosthet Dent 1973; 29: 358

42. Preston JD: A proporção áurea revisitada. J Esthet Dent 1993; 5: 247-251

43. Kokich VO, Jr, Kiyak HA, Shapiro PA. Comparando a perceção de Dentistas e Leigos em relação à Estética Dentária alterada. J Esthet Dent. 1999;11: 311-24.

44. Goldstein RE. Mude o seu sorriso: Quintessence Publication; 1997

45. Patnaik, V.V.G et al. Anatomia de um sorriso bonito: J Anat Soc India 2003; 52(1) 7480

46. Lavere AM. Seleção de dentes de dentadura: Uma análise do incisivo central maxilar natural em comparação com o comprimento e a largura da face. Parte I. J. Prosthet Dent. 1992;67:661-3.

47. Bukhary SM, Gill DS, Tredwin CJ, Moles DR. A influência da variação das dimensões dos incisivos laterais maxilares na perceção do sorriso estético. Br Dent J. 2007;203:687-93.

48. Fradeani M. Avaliação dos parâmetros dentolabiais como parte de uma análise estética abrangente. Eur J Esthet Dent. 2006;1:62-9.

49. Kokich VG, Spear FM, Kokich VO. Maximizando a estética anterior: Uma abordagem interdisciplinarL Estética e Ortodontia. Em: McNamara JA, editor. Série Crescimento Carionafacial, Centro de Crescimento e Desenvolvimento. Ann Arbor: Universidade de Michigan; 2001.

50. Paul SJ. Análise do sorriso e transferência do arco facial: Melhorar o tratamento restaurador estético. Pract Proced Aesthet Dent. 2001;13:217-22.

51. Pound E. Procedimentos de prótese personalizados. Manual do Dentista. Denar Corp. 1983

52. Bloom DR, Padayachy JN. Aumentar a dimensão vertical oclusal - Porquê, Quando, Como. Br Dent J. 2006;200:251-6.

53. Ricketts RM. O significado biológico da proporção divina e da série de Fibonacci. Am J Ortho. 1982;81:35.

54. Moore T, Southard KA, Casko JS, Qian F, Southard TE. Corredor bucal e estética do sorriso. Am J Orthod Dentofacial Orthop. 2005;127: 208-13.

55. Rufenacht CR. Fundamentals of Esthetics. Chicago: Quintessence, 1990.

56. Al-Habahbeh R, Al-Shammout R, Al-Jabrah O, Al-Omari F. O efeito do dente e do género na exposição do dente na região anterior durante o repouso e o sorriso. Eur J Esthet Dent. 2009:4382-95.

57. Rufenacht CR. Chicago, EUA: Quintessence Publishing Co; 2000. Princípios de Integração Estética.

58. Chiche GJ, Pinault A. Rejuvenescimento do sorriso: uma abordagem metódica. Pract Periodontics Aesthet Dent. 1993;5:37-44.

59. Chu SJ, Tan JH, Stappert CF, Tarnow DP. Posição do zénite gengival e níveis da dentição anterior maxilar. J Esthet Restor Dent. 2009;21:113-20.

60. Tarnow DP, Magner AW, Fletcher P. O efeito da distância do ponto de contacto à crista do osso na presença ou ausência da papila interproximal. J Periodontol. 1992;63:995-6.

61. Kois JC, Vakay RT. Relações do periodonto com os procedimentos de moldagem. Compend Contin Educ Dent. 2000;21:684-6. 688, 690.

62. Chiche GJ, Pinault A. Esthetics of Anterior Fixed Prosthodontics (Estética da Prótese Dentária Fixa Anterior). Chicago: Quintessence, 1996.

63. Touati B, Miara P, Nathanson D. Esthetic dentistry and Ceramic Restorations (Dentisteria estética e restaurações de cerâmica). Martin Dunitz 999

64. Frush John P, Roland D. Fisher. Como as restaurações dentogénicas interpretam o fator sexo. J Prosthet Dent 1956;6:160-172

65. Frush John P, Roland D. Fisher. Como as restaurações dentogénicas interpretam o fator personalidade. J Prosthet Dent 1956;6:441-9

66. Frush John P, Roland D. Fisher. O fator idade na dentogenia. J Prosthet Dent 1957;7: 513

67. Frush John P, Roland D. Fisher. A interpretação dinestésica do conceito dentogénico. J Prosthet Dent 1958;8: 558-581

68. Frush John P, Roland D. Fisher. Dentogénica: a sua aplicação prática. J Prosthet Dent 1959;9:914-21

69. Coachman C, Van Dooren E, Gürel G, Landsberg CJ, Calamita MA, Bichacho N. Smile design: Do planeamento digital do tratamento à realidade clínica. In: Cohen M (ed). Planeamento de Tratamento Interdisciplinar. Vol 2: Comprehensive Case Studies. Chicago: Quintessence, 2012:119-174.

70. Magne P, Belser U. Restaurações de Porcelana Coladas na Dentição Anterior: Uma abordagem biomimética. Chicago: Quintessence, 2002.

71. Fradeani M. Reabilitação Estética em Prótese Fixa. Vol 1: Análise Estética: Uma abordagem sistemática ao tratamento protético. Chicago: Quintessence, 2004.

72. Gürel G. The Science and Art of Porcelain Laminate Veneers (A Ciência e a Arte das Facetas Laminadas de Porcelana). Chicago: Quintessence, 2003.

73. Dawson PE. Oclusão funcional: Da ATM ao desenho do sorriso. St Louis: Mosby, 2007.

74. Lança FM. O bordo do incisivo central maxilar: Uma chave para o planeamento do tratamento estético e funcional. Compend Contin Educ Dent 1999;20:512-516.

75. Kois JC. Planeamento de tratamento interdisciplinar orientado para o diagnóstico. Seattle Study Club J 2002;6:28-34.

76. Paolucci B. Visagismo e Odontologia. In: Hallawell P. Visagis- mo Integrado: Identidade, Estilo, Beleza. São Paulo: Senac, 2009:243-250.

77. Gürel G, Bichacho N. Restaurações provisórias de diagnóstico permanente para resultados previsíveis ao redesenhar sorrisos. Pract Proced Aesthet Dent 2006;18:281-286.

78. Paolucci B. Visagismo: A Arte de Personalizar o Desenho do Sorriso. São Paulo: VM Cultural, 2011.

79. Lee C,Edward A. M, Lida C.S: Análise do Sorriso Convertendo Desenhos

Digitais para o Sorriso Final: Parte 2. Journal of Cosmetic Dentistry 2013; 29 (2): 98-108

80. Shillingburg HT, Hobo S, Whitsett LD, Jacobi R, Brackett SE. Fundamentos da prostodontia fixa.3rd edition.1997

81. Land R. Prostodontia fixa contemporânea. 4th edition.2008

82. Malone W F P. Tylman's theory and practice of fixed prosthodontics.8th edition.2002

83. Newmann ,Carannza. Periodontologia clínica.8th edition.2002

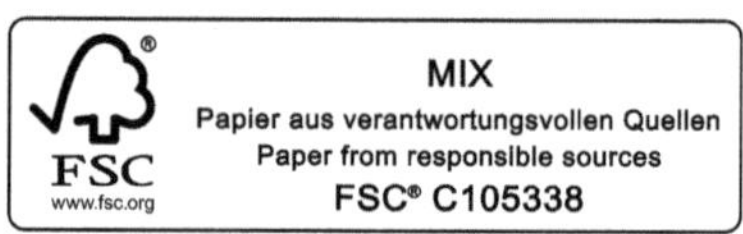

Printed by Books on Demand GmbH, Norderstedt / Germany